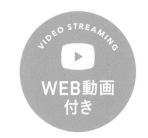
VIDEO STREAMING

WEB動画
付き

Clinical
Nursing
Skills

ひとりだちできる
内視鏡看護

編著 **椿 昌裕** 友愛記念病院 副院長

- ▶ **知識**
- ▶ **検査・ケア**
- ▶ **治療・ケア**
- ▶ **患者対応**

Gakken

Clinical Nursing Skills
Gastroenterology Nursing

著者紹介

椿　昌裕（つばき まさひろ）

〈略　歴〉
- 1983年　弘前大学医学部医学科 卒業
- 1983年　東京医科歯科大学 第一外科 入局
- 1994年　JICA専門家としてチリにて外科技術指導に当たる
- 1997年　東京医科歯科大学 第一外科兼手術部・助手
- 1998年　獨協医科大学医学部医学科 第一外科 講師
- 2008年　獨協医科大学第一外科 准教授
- 2011年　友愛記念病院 外科部長
- 2014年　友愛記念病院 副院長
- 2014年　東京医科歯科大学チリ拠点 特任教授
- 2015年　友愛記念病院 副院長，東京医科歯科大学 臨床教授

〈資　格〉
- 医学博士
- 日本消化器外科学会認定医
- 日本大腸肛門病学会専門医，指導医，評議員
- 日本消化器内視鏡学会専門医
- 日本消化器内視鏡学会指導医
- 日本外科学会専門医，指導医
- 日本がん治療認定医機構暫定教育医
- 小切開・鏡視外科学会評議員
- 日本消化管学会胃腸科認定医
- 日本消化管学会暫定専門医
- 日本消化管学会暫定指導医
- 日本消化器外科学会消化器がん外科治療認定医
- 国際外科学会日本支部フェロー
- 日本ストーマ・排泄リハビリテーション学会評議員
- 日本外科系連合学会評議員

編集担当：海辺雛子，清井隆司，黒田周作
カバー・表紙・本文デザイン：星子卓也
表紙イラスト：日本グラフィックス
DTP：センターメディア，学研メディカル秀潤社制作室
本文イラスト：日本グラフィックス，青木　隆，あかえばし洋子
撮影協力：友愛記念病院
写真撮影：亀井宏昭写真事務所

はじめに

　消化器内視鏡の進歩は著しい.

　上部内視鏡検査・ERCP・下部内視鏡検査それぞれにおいて診断, 治療の両面で日進月歩です. 診断に関しては人工知能（AI）の導入が進んでおり, これまで蓄積してきた内視鏡情報と病理情報を元にして作成された人工知能により, 撮像された内視鏡写真から病理診断を自動的に行っています. また, 治療面においては胃癌・大腸癌に対する内視鏡的粘膜剥離術（ESD)の適応病変は拡大しつつあり, 切除技術の向上や教育システムの構築が進んだおかげで一般病院でも施行可能となってきています. 良性疾患では従来手術が行われていた食道アカラシアに対して経口内視鏡的筋層剥離術（POEM)が行われるようになり, 良好な成績が得られています. このような技術は海外でも普及しつつあり, 本邦で中心的な役割を担っている病院には海外から多数の医師が研修に訪れています. 筆者は2014年9月から2015年10月まで主に大腸内視鏡挿入技術の指導のため南米チリに滞在しましたが, 多数の医師からESD・POEMに関する質問を受け, 関心の高さがうかがわれました.

　このように技術が進歩し, 多数の疾患が内視鏡により治療可能となってくるに従って, 医師と共に内視鏡検査に携わる看護師にも豊富な知識と経験が要求されるようになります. 介助にあたる看護師が, 疾患や検査の必要性を十分に理解していれば, 医師との連携がスムーズに行われ, 検査が円滑に進みます. また, 検査中は患者さんへの声かけが重要ですが, 検査の進み具合が理解できていれば, 的確な声かけによりできる限りの安心感を患者さんに与えられます. そのためには基本をしっかり理解し, 各施設の機材や人員に合わせた工夫を行うことが重要です. 本書は当院で通常に行われている内視鏡室での内視鏡施行手順を動画で示しており, さらに上部内視鏡・下部内視鏡・大腸ポリープのEMRに関しても動画を作成したので参考にしていただければ幸いです.

　また, できる限りわかりやすく各項目を記載したつもりなので, 内視鏡室の日常的業務の基本的理解に役立てて頂ければこの上ない喜びです.

2021年3月

椿　昌裕

Contents

第1章　内視鏡の知識

1 内視鏡室はどんなところ
検査・診断の流れ ————————————— 2
看護師や看護補助者の役割 ——————— 6

2 内視鏡の基礎知識
内視鏡システムと電子スコープ ————— 8
内視鏡の分類・種類と用途 ——————— 12
小腸カプセル内視鏡検査の適応 ———— 15
バルーン内視鏡 ————————————— 17

3 内視鏡による診断法
色素法 ————————————————— 20
画像強調診断内視鏡(IEE) ——————— 22
拡大内視鏡 ——————————————— 23
生検法 ————————————————— 24

4 患者説明のポイント
医師・看護師による説明 ———————— 25
偶発症の説明 —————————————— 26

5 偶発症への対応
前処置に伴う偶発症 —————————— 28
検査・治療中に起こる偶発症とその対策 — 30

6 抗血栓療法への対応
インフォームド・コンセントでの患者への確認 — 31
処方した機関へのコンサルタント ———— 31

7 内視鏡検査・治療を必要とする　主要疾患一覧
内視鏡検査を必要とする主要疾患 ——— 32
内視鏡治療を必要とする主要疾患 ——— 32

第2章　内視鏡検査とケア

1 上部消化管内視鏡検査(EGD)
上部消化管内視鏡検査とは ——————— 34
上部消化管内視鏡検査のケア ————— 39

2 超音波内視鏡検査(EUS)
EUSとは ———————————————— 48
EUSのケア ——————————————— 51

3 下部消化管内視鏡検査
下部消化管内視鏡検査とは ——————— 54
下部消化管内視鏡検査のケア ————— 56
•用手圧迫法 —————————————— 63

4 内視鏡的逆行性胆管膵管造影(ERCP)
ERCPとは ——————————————— 64
ERCPのケア —————————————— 67

第3章　内視鏡治療とケア

1 内視鏡的粘膜切除術(EMR)
EMRとは ——————————————— 74
EMRのケア —————————————— 77
•鎮静薬・鎮痛薬に対する拮抗薬 ——— 80

2 内視鏡的粘膜下層剝離術(ESD)
ESDとは ———————————————— 81
ESDのケア ——————————————— 84
•内視鏡用二酸化炭素送気装置 ———— 89

3 内視鏡的硬化療法(EIS)／ 内視鏡的静脈瘤結紮術(EVL)

EIS，EVLとは ——————— 90
EIS，EVLのケア ——————— 93

4 内視鏡的食道拡張術

内視鏡的食道拡張術とは ——————— 99
内視鏡的食道拡張術のケア ——————— 103
• 消化器内視鏡診療における
  抗血栓薬の休薬基準 ——————— 105

5 ポリペクトミー

ポリペクトミーとは ——————— 108
ポリペクトミーのケア ——————— 109
• 大腸壁の穿孔に伴う急性腹膜炎 ——————— 111

6 内視鏡的逆行性胆管ドレナージ術(ERBD)

ERBDとは ——————— 112
ERBDのケア ——————— 115
• 内視鏡的乳頭括約筋切開術(EST)および
  内視鏡的乳頭バルーン拡張術(EPBD) ——————— 119

7 内視鏡的経鼻胆管ドレナージ術(ENBD)

ENBDとは ——————— 120
ENBDのケア ——————— 122
• 胆管炎 ——————— 123

8 経皮内視鏡的胃瘻造設術(PEG)

PEGとは ——————— 124
PEGのケア ——————— 128
• PEG造設後のスキンケア ——————— 132

9 内視鏡的止血法

内視鏡的止血法とは ——————— 134
内視鏡的止血法のケア ——————— 136
• 抗コリン薬(効能：内臓などの痙攣除去および
  運動機能亢進)の禁忌・慎重投与 ——————— 138

第4章 内視鏡検査・治療に関連する業務

1 内視鏡での感染対策

感染対策の重要項目 ——————— 140
• 新型コロナウイルス感染拡大に伴い思う事 —— 141

2 内視鏡の洗浄・消毒・滅菌

洗浄・消毒の具体的手順 ——————— 142

略語 ——————— 146
index ——————— 148

本書は2014年発行の「はじめてでもやさしい 内視鏡看護」
を元に内容を見直し，動画を付与して編集したものです.

Web動画の見方

- 本書の内容で動画データが収録されているものには，Check out the video below! を付けて示しました．本文や図解と併せて動画を確認すれば理解度がさらにアップします！

- 動画の再生には，トップメニューから動画を選択する方法と，直接動画を確認する方法の2つがあります．

動画の再生方法

1 トップメニューから順番に動画を確認

お使いのブラウザに，下記URLを入力するか，右の2次元バーコードを読み込むことで，メニュー画面に入ります．希望の動画を選択し再生することも可能です．

https://gakken-mesh.jp/gastroenterology-nursing/

2 2次元バーコードから直接動画を確認

本文に印刷された2次元バーコードを読み取ると，動画の再生画面に直接ジャンプします．本文の解説と併せて動画を確認できます．

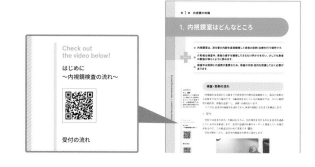

動画の一例

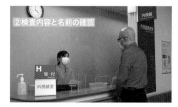

● 受付の流れ

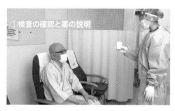

● 経口上部消化管内視鏡検査の前処置

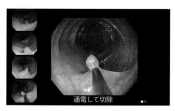

● 内視鏡粘膜切除術（NMR）

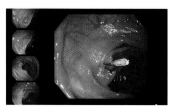

● クリップによる止血

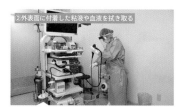

● 内視鏡抜去後の洗浄

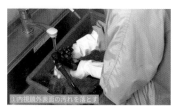

● 内視鏡付属品の洗浄

推奨閲覧環境

- ● パソコン（WindowsまたはMacintoshのいずれか）
- ● Android OS搭載のスマートフォン/タブレット端末
- ● iOS搭載のiPhone/iPadなど

- OSのバージョン，再生環境，通信回線の状況によっては，動画が再生されないことがありますが，ご了承ください.
- 各種のパソコン・端末のOSやアプリの操作に関しては，弊社ではサポートいたしません.
- 通信費などは，ご自身でご負担ください.
- パソコンや端末の使用に関して何らかの損害が生じたとしても，弊社は責任を負わないものとします．各自の自己責任でご対処ください.
- 2次元バーコードリーダーの設定で，OSの標準ブラウザを選択することをお勧めします.
- 動画に関する著作権は，すべて株式会社学研メディカル秀潤社に帰属します．本動画の内容の一部または全部を許可なく転載，改変，引用することを禁じます.
- 動画は予告なく削除される可能性があります.

動画収録内容一覧

第1章 内視鏡の知識	● はじめに～内視鏡検査の流れ～
	● 受付の流れ
	● 検査室への案内
	● 上部消化管内視鏡検査の様子
	● 下部消化管内視鏡検査の様子
	● インジゴカルミン染色
	● 狭帯域光観察（NBI）
第2章 内視鏡検査とケア	● 経口上部消化管内視鏡検査の前処置
	● 経鼻上部消化管内視鏡検査の前処置
	● 追加麻酔とマウスピースの装着
	● 検査体位への変換（上部消化管内視鏡検査）
	● 上部消化管内視鏡検査
	● 生検法
	● 上部消化管内視鏡の抜去後の処置
	● 検査体位への変換（下部消化管内視鏡検査）
	● 下部消化管内視鏡検査
第3章 内視鏡治療とケア	● 内視鏡的粘膜切除術（EMR）
	● クリップによる止血
第4章 内視鏡検査・治療に関連する業務	● 内視鏡抜去後の洗浄
	● 内視鏡付属品の洗浄
	● 内視鏡洗浄消毒装置
	● 処置具用超音波洗浄装置
	● 漏水テスト

Clinical Nursing Skills
Gastroenterology Nursing

第 1 章

内視鏡の
知識

Contents

内視鏡室はどんなところ	p.2
内視鏡の基礎知識	p.8
内視鏡による診断法	p.20
患者説明のポイント	p.25
偶発症への対応	p.28
抗血栓療法への対応	p.31
内視鏡検査・治療を必要とする主要疾患一覧	p.32

1. 内視鏡室はどんなところ

Check

● 内視鏡室は，消化管の内腔を直接観察して病気の診断・治療を行う場所です．

● 介助者は検査中，患者の様子を観察しできるだけ声かけを行い，少しでも患者の緊張が和らぐように努めます．

● 検査中は医師との連携が重要なため，検査の内容・目的を把握しておく必要があります．

用語解説
＊1　造影
造影剤というX線写真上に描出される薬剤を注入して行う検査です．内視鏡検査では，胆管や膵管の検査でおもに用いられます．

Check out
the video below!

はじめに
〜内視鏡検査の流れ〜

受付の流れ

検査・診断の流れ

　内視鏡室は食道から大腸までの消化管の内腔を直接観察して，病気の診断から治療までを行う場所です．X線設備を有している内視鏡室では，さらに総胆管や総肝管，胆嚢を造影＊1し，診断・治療を行います．

　ここでは，患者が内視鏡室を訪れてから，検査の開始に至るまでを解説します．

1. 受付

　受付では患者の氏名・年齢はもちろん，何の検査を受けるのかを患者が認識しているのかを確認します．患者の認識が医師のオーダーと相違している場合があるので，この確認はきわめて重要です（図1）．

　受付が終わったら，患者を内視鏡室の控室に案内します．

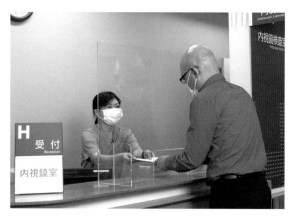

図1 ● 受付で患者の検査認識の確認

2. 前処置の説明（図2）

　上部消化管内視鏡検査, 下部消化管内視鏡検査ともに, 検査を受けるためには前処置が必要（図3）です. 各内視鏡検査に必要な前処置は第2章で解説しますが, 看護師は, 上部消化管内視鏡検査では「前処置の必要性とその方法」について説明し, 下部消化管内視鏡検査では「前処置の効果」はどうかを患者に質問します. また, 腹痛の有無を確認します.

　このときにくり返し, これから行われる検査がどのような検査かを簡単に説明し, 患者の認識と相違がないかを確かめます（上部消化管内視鏡の前処置についてはp.40を, 下部消化管内視鏡の前処置についてはp.57をご参照ください）.

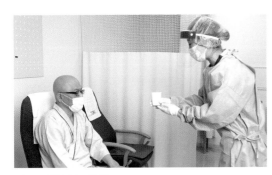

図2 ● 前処置の説明

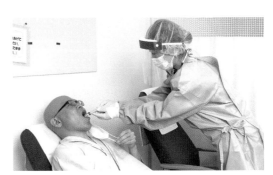

図3 ● 咽頭麻酔薬の投与

3. 前処置の効果確認

　検査室に移動する前に, 前処置の効果を確認します.

　上部消化管内視鏡検査では, 咽頭麻酔薬を時間より早く飲み込んでしまわなかったかどうかを確認し, 咽頭に十分な時間麻酔薬を留めておくことができていない場合には, 検査医師に報告し, 追加の指示を受けます.

　下部消化管内視鏡検査では, 排便状況について, 便の状態を示す確認図（p.57の図1参照）を使用しながら確認します. 固形便が多く含まれていることが確認された場合には, 追加の腸管洗浄薬服用の必要性や, 浣腸, 洗腸の指示などを検査担当医師に確認します.

　排便の際に腹痛がなかったかどうか再度確認することが重要です.

4. 検査室への移動

　前処置の効果が確認できたら, 患者を検査室に案内し（図4）, 検査内容を確認します.

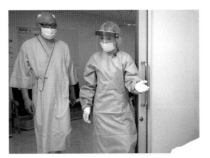

図4 ● 検査室への案内

Check out
the video below!

検査室への案内

5. 内視鏡検査の実施

　患者に各検査の際に必要な体位をとってもらいます．上部消化管内視鏡検査・下部消化管内視鏡検査ともに左側臥位が基本体位です．上部消化管内視鏡検査では検査を行う医師と対面する方向，下部消化管内視鏡検査では医師に背を向ける方向を向いてもらうように患者の体位を調整します（図5）．

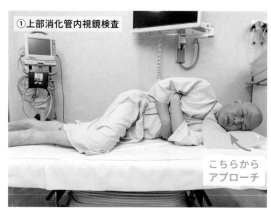
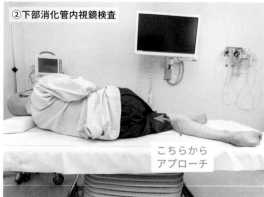

図5 ● 患者の体位調整

6. 検査結果の説明

　筆者の施設では，検査終了後，検査施行医が検査結果を内視鏡室で説明する場合と，患者に外来に移動してもらい，外来の医師が検査結果を説明する場合があります．

　外来の担当医は検査施行医の内視鏡レポートを確認し，患者に実際の内視鏡写真を見てもらいながら結果について説明します．

　前処置として鎮静薬が投与されている場合は，説明の内容が十分に理解できないことも多いので，鎮静薬の効果がどの程度残存しているのか，問診で確認する必要があります．

　患者が御自身で運転をして帰宅する場合には，鎮静効果が完全に消失するまで院内で待機させることは極めて重要です．

　また，生検を行った場合は，検査結果が判明する時期に再度外来を受診してもらう必要があることを必ず説明します．

7. 内視鏡の洗浄，管理

　検査が終了したら，使用した内視鏡を専用の内視鏡洗浄機で洗浄します（**図6**）．洗浄に要する時間は，筆者の施設では約18分です．この間に次の機材を準備し，内視鏡検査が滞ることなく進むように留意することが必要です．

　そのためには，洗浄を担当する者と内視鏡検査を介助する者との連携が重要で，1日の検査件数，検査者などを検査当日の担当者全員が把握することが大切です．

　内視鏡はすべての検査が終了し，洗浄が完了した後に損傷がなかったか忘れずに検証し（**図7**），専用棚に保管します（**図8，9**）．

　損傷があると疑われる場合には検査施行医に不具合がなかったか確認します．

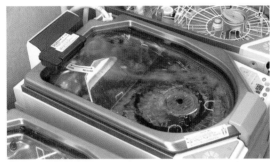

図6 ● **内視鏡洗浄機での洗浄**

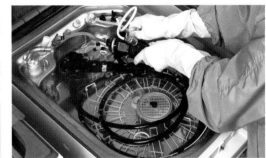

図7 ● **漏水検査**

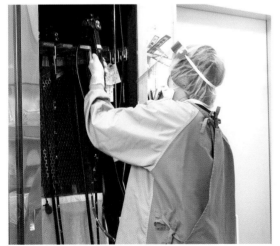

図8 ● **内視鏡専用棚に保管**

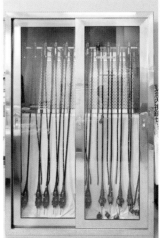

図9 ● **内視鏡専用棚**

　以上が内視鏡検査を受ける際の，受付から検査結果説明，内視鏡の洗浄・管理までの概略ですが，治療に関しては第2章以降の各論を参照してください．

看護師や看護補助者の役割

　看護師，看護補助者は検査当日の役割分担を行いますが，筆者の施設では看護補助者が受付と内視鏡洗浄を受け持つようにしています．看護師は，それぞれのブースに分かれて検査の介助を行います．

① 検査の受付（図10）

　受付の役割については前述のとおりです．次に，看護師が担う介助について，内視鏡治療を除いて，内視鏡の施行から診断まででとくに重要と思われる点に絞って解説します．

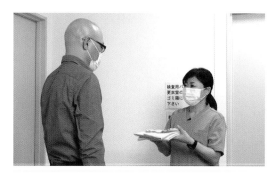

図10 ● 患者に検査着を渡す

② 検査の介助

　検査介助の看護師は，検査開始から終了まで担当するブースを離れることがないようにすることが望ましいです．

　患者が鎮静薬を投与されている場合は，呼吸状態に十分留意する必要があることは言うまでもありませんが，非投与時にもつねに患者の状態を観察する必要があります．

　なぜなら，検査担当の医師は内視鏡の操作や所見に集中しており，患者の状態に無関心とは言わないまでも，一時的に意識がおろそかになってしまうことも考えられます．このことは処置を伴う内視鏡検査時にはとくに顕著になります．

　また，検査中は患者にできるだけ声かけを行い，少しでも緊張が和らぐように努めます．検査がどの程度進んでいるのかを，医師の集中を邪魔することがない程度に患者に説明することは，検査を行う医師が患者の状態を意識するきっかけになる場合があります．

1）上部消化管内視鏡検査での役割

　上部消化管内視鏡検査では，げっぷ（曖気）が起こりやすく，また咽頭反射が強い患者では内視鏡の挿入自体が困難となる場合があります．

　この際には，とくに介助の看護師の声かけが重要です（図11）．医師の内視鏡挿入にあわせてできるかぎり身体に力が入らないように声をかけ，また内視鏡がどの部位に置かれているかを医師が説明できないときには，医師に代わって検査の進行状況を患者に伝える必要があります．

医師が初心者であったり，経験が浅い場合には，とくに介助の看護師の声かけが果たす役割は大きくなります．

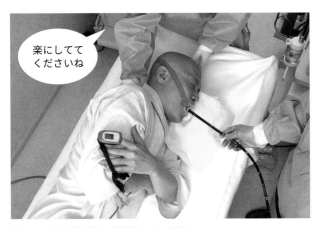

Check out
the video below!
上部消化管内視鏡検査の
様子

図11 ● 上部消化管内視鏡検査中の様子

2）下部消化管内視鏡検査での役割

下部消化管内視鏡検査では挿入・観察に際してある程度，空気，あるいは二酸化炭素を結腸内に送気する必要があります．そのため，腹部が膨満して強い不快感が生じ，また結腸の屈曲部を超える際に苦痛を伴うことが多くなります（下部消化管内視鏡について詳しくはp.54を参照）．

したがって，患者の苦痛を少しでも和らげるために，できるかぎり患者が安心感を得られるような声かけが必要です（図12）．苦痛は継続するものではなく，「このポイントを超えれば楽になりますよ」あるいは「遠慮なく排ガスをしてください」などと声かけを行います．

また，検査の医師が内視鏡挿入に集中しすぎる傾向にあると判断した場合には，患者の苦痛を代弁するようにするべきですが，どうしても深部まで挿入する必要性がある場合も多いのです．そのため，医師との連携は大変重要であり，検査の目的を医師，介助の看護師ともに十分に把握しておく必要があります．

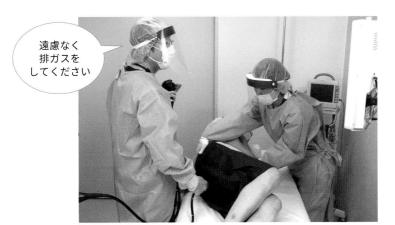

Check out
the video below!
下部消化管内視鏡検査の
様子

図12 ● 下部消化管内視鏡検査中の様子

第1章 内視鏡の知識

2. 内視鏡の基礎知識

Check

- 内視鏡システムと電子スコープの原理と構造について確認します.

- 内視鏡はいくつかの形状による分類と種類があり, 用途によって使い分けられています.

- 小腸カプセル内視鏡検査とバルーン内視鏡検査の概要と実際の手順を理解します.

内視鏡システムと電子スコープ

　現在使用されている内視鏡は電子内視鏡です. スコープの先端に小型テレビカメラが装着されており, カメラは半導体撮像素子カメラ (charge coupled device:CCD) と呼ばれ, 光を電子信号に変換し, モニターに映し出します. 内視鏡の太さや長さは用途によって異なります.

　日本では, オリンパス株式会社, 富士フイルム株式会社の内視鏡システムを採用している施設が多いと思われます. ここでは, オリンパス株式会社のEVIS LUCERA ELITEシステムを例に, 内視鏡スコープの原理と構造について概説します.

1. 内視鏡システム

　内視鏡システムはテレビモニター, ビデオシステムセンター, 送水タンク, 内視鏡用二酸化炭素送気装置, 高輝度光源装置, 吸引機が一体化しています (図1). 上部消化管内視鏡・下部消化管内視鏡ともに同様の構造の内視鏡システムを用います.

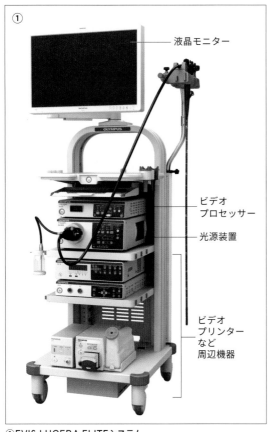

①EVIS LUCERA ELITEシステム

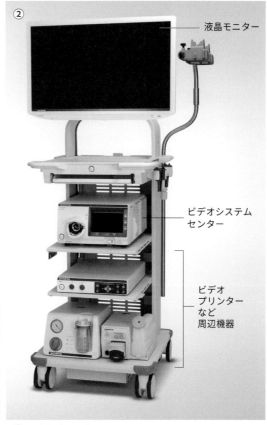

②EVIS X1システム

図1 ● 内視鏡システム

（写真提供：オリンパス株式会社）

2. 電子スコープ

　上述の内視鏡システムに電子スコープを接続して用います（**図2，3**）.

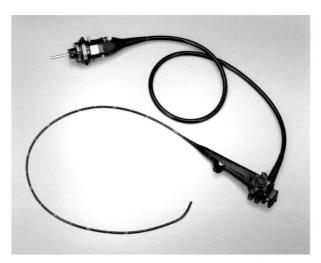

図2 ● 電子スコープ　　　（写真提供：オリンパス株式会社）

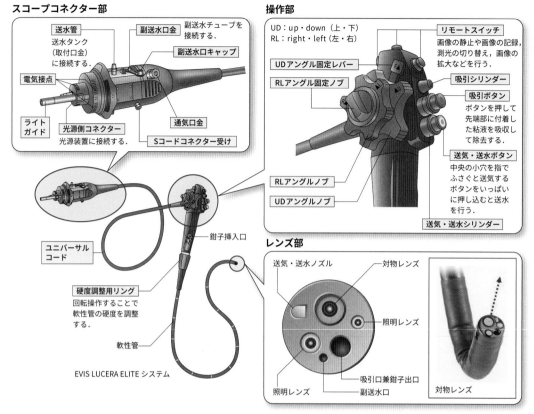

スコープコネクター部

| 送水管 |
| 送水タンク（取付口金）に接続する． |
| 副送水口金 |
| 副送水チューブを接続する． |
| 副送水口キャップ |
| 電気接点 |
| ライトガイド |
| 光源側コネクター |
| 光源装置に接続する． |
| 通気口金 |
| Sコードコネクター受け |

| ユニバーサルコード |
| 鉗子挿入口 |
| 硬度調整用リング |
| 回転操作することで軟性管の硬度を調整する． |
| 軟性管 |

EVIS LUCERA ELITE システム

操作部

UD：up・down（上・下）
RL：right・left（左・右）

| UDアングル固定レバー |
| RLアングル固定ノブ |
| RLアングルノブ |
| UDアングルノブ |

| リモートスイッチ |
| 画像の静止や画像の記録，測光の切り替え，画像の拡大などを行う． |
| 吸引シリンダー |
| 吸引ボタン |
| ボタンを押して先端部に付着した粘液を吸収して除去する． |
| 送気・送水ボタン |
| 中央の小穴を指でふさぐと送気するボタンをいっぱいに押し込むと送水を行う． |
| 送気・送水シリンダー |

レンズ部

| 送気・送水ノズル |
| 対物レンズ |
| 照明レンズ |
| 照明レンズ |
| 副送水口 |
| 吸引口兼鉗子出口 |
| 対物レンズ |

図3 ● 電子スコープの構造

1）操作部

　操作部は左右（RL：Right/Left）アングル固定ノブ，RLアングルノブ，上下（UD：Up/Down）アングル固定レバー，UDアングルノブ，吸引シリンダー，送気・送水シリンダー，把持部，鉗子挿入部などで構成されています．

①RLアングル固定ノブ：
　スコープ彎曲部の左右方向への彎曲状態を固定するノブであり，「F▲」の逆方向に回すと固定され，「F▲」方向に回すと固定が解除される．
②RLアングルノブ：
　スコープ彎曲部を左右方向に曲げます．「R▲」方向に回すと右方向に曲がり，「▲L」方向に回すと左に曲がる．
③UDアングル固定レバー：
　スコープの彎曲部の上下方向への彎曲状態を固定するノブであり，「F▲」の逆方向に回すと固定され，「F▲」方向に回すと固定が解除される．
④UDアングルノブ：
　スコープ彎曲部を上下方向に曲げます．「▲U」方向に回すと上方向に曲が

り，「D▲」方向に回すと下に曲がる．

⑤ 吸引シリンダー：赤色の吸引ボタンを取り付ける．

⑥ 送気・送水シリンダー：青色の送気・送水ボタンを取り付ける．

⑦ 把持部：内視鏡を左手で把持する部分．

⑧ 鉗子挿入部：

生検鉗子などの処置具を挿入する入り口で,鉗子栓を取り付けて使用する．

2) スコープコネクター部

スコープコネクター部はライトガイド，電気接点，吸引口金，副送水口金，副送水口キャップ，電気口金，エチレンオキサイドガス（ethylene oxide gas：EOG)口金，ユニバーサルコード，Sコードコネクター受け，UP指標などから構成されています．

① ライトガイド：

光源装置に接続することにより，内視鏡先端に照明光を送る．

② 電気接点:光源装置に接続して，電気的に光源装置と内視鏡をつなげる．

③ 副送水口金：

副送水チューブを接続しないときには，キャップで蓋をしておきますが，患者の体腔内粘膜に付着した血液を洗浄する場合にチューブを装着し，内視鏡先端の副送水口に滅菌水を送る．

④ 副送水口キャップ：上述の副送水口金に蓋をするキャップ．

⑤ 電気口金：EOG口金，または漏水テスターを取り付ける．

⑥ EOG口金：

内視鏡検査をするときには，必ず取り付ける．また，EOG滅菌をするときには必ず取り付ける．

⑦ ユニバーサルコード：スコープコネクター部と操作部を取り付ける．

⑧ Sコードコネクター受け：

ポリペクトミーや内視鏡的粘膜切除術（endoscopic mucosal resection：EMR)や内視鏡的粘膜下層剝離術（endoscopic submucosal dissection：ESD)を行うときに高周波焼却電源装置に接続されているSコードを接続する．

⑨ UP指標：

コネクター部を光源装置に接続するときには，UP指標の「○」を上にして取り付ける．

第1章 内視鏡の知識

　内視鏡検査を行う際は，前述の内視鏡システムに内視鏡を装着して検査を開始します．

　装着の順番は，吸引ボタン，送気・送水ボタンを装着し，各部を点検したあとに内視鏡を光源装置に接続し，吸引機，送水タンクを接続します．送水ボタンを押して送水が確実に行われ，吸引ボタンを押して吸引が確実に行われることを必ず確認します．

　また，光源ボタンをonにしてホワイトバランスを行い，光源装置に不備がないことを確認します．鉗子挿入部への鉗子栓の取り付けがなされていないと，吸引機能も不備となるので，とくに注意が必要です．

内視鏡の分類・種類と用途

1. 形状による分類

　内視鏡には，先端部分が屈曲して角度がつけられる軟らかい構造の軟性内視鏡と，先端部分が曲がらない直管の硬性内視鏡（**図4**）があります．硬性内視鏡は以前は直腸鏡などとして用いられていましたが，現在ではほぼ軟性内視鏡が用いられています．

　また，近年ではカプセル型の小型カメラを内蔵した内視鏡を用いた検査も増えてきています（**図5**）．小型カメラで撮影された画像データは，無線送信によって体外に装着した受信機に送られるしくみになっています．おもに上部・下部消化管の原因不明の消化管出血の患者に対して用いられます．

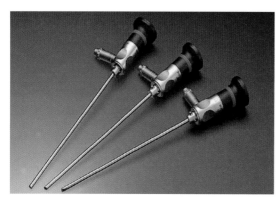

図4 ● 硬性内視鏡

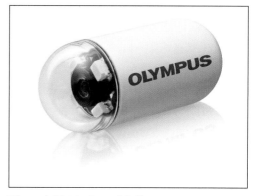

図5 ● 小腸用カプセル内視鏡

（写真提供：オリンパス株式会社）

2. 上部消化管内視鏡の種類

オリンパス株式会社のEVIS LUCERA ELITEシリーズGIF-H290Tは,先端部外径9.8mm,挿入部最大径11.8mm,有効長1,030mmです.咽喉頭から食道,胃,十二指腸球部,十二指腸下行脚を観察し,診断・治療する際に使用します.

また,大腸病変に対する内視鏡的粘膜下層剥離術(ESD)に用いる場合もあります.

上部消化管内視鏡では,おもに軟性内視鏡が用いられており,先端部分の視野の角度によって直視型,側視型,斜視型があります.観察する部位に応じて選択します(図6).

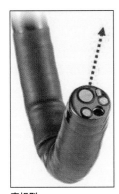 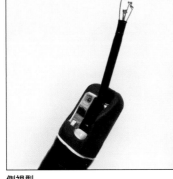 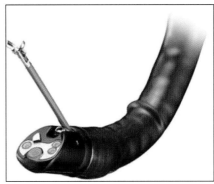

直視型 　　　　　　側視型 　　　　　　斜視型

図6 ● 上部消化管内視鏡の種類

1) 直視型

スコープの長軸方向にレンズがあり,観察・処置の両方に用いられる一般的な内視鏡です.挿入性にすぐれており,食道,胃,十二指腸,小腸,大腸と消化管全域に使用されます.

2) 側視型

スコープの側面にレンズがあるため,挿入時にスコープの進行方向が見えませんが,側面にある病変を正面からとらえることができ,観察に有用です.胃や十二指腸の観察に多く用いられます.

3) 斜視型

レンズが斜め方向を向いており,直視型と側視型の欠点を補うものです.前方のものも側方のものもある程度正面からとらえることができ,食道や胃の観察に用いられます.

3. 下部消化管内視鏡の種類

　オリンパス株式会社のEVIS LUCERAシリーズCF TYPE H260AL/I，Q260 AL/I，EVIS LUCERA ELITEシリーズCF-H290L/I，PCF-H290L/Iの大腸内視鏡は，有効長が1,680mm（L），1,330mm（I）であり，一般的には1,330mm（I）を使用します（図7）.

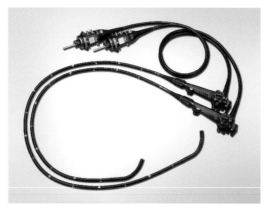

図7 ● 大腸内視鏡　　（写真提供：オリンパス株式会社）

　しかし，結腸過長で挿入困難例では1,680mm（L）のものを使用する場合があるので，施行医の指示に従って用意します．PCF-H290Lは通常の大腸内視鏡にくらべて挿入部が5mm細いです.

　拡大機能のあるスコープを使用する際には，オーダーした時点でスコープの種類を指定されるので，拡大装置を用意する必要があります．肛門，直腸，結腸，回腸末端を観察，診断・治療する際に使用します.

　下部消化管内視鏡では，基本的に直視型を用います.

4. 十二指腸内視鏡の種類

　内視鏡的逆行性胆管膵管造影（endoscopic retrograde cholangio-pancreatography：ERCP）の際は十二指腸内視鏡は，オリンパス株式会社のEVIS LUCERAシリーズJF TYPE-Q290V，TJF TYPE-Q290Vが用いられ，これらは側視型です（図8）.

　一般の上部消化管内視鏡は，先端にテレビカメラが装着されている直視型ですが，本シリーズは図9のように十二指腸乳頭部が観察しやすいような構造となっています.

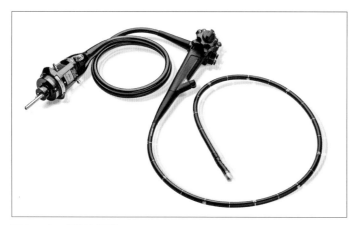

図8 ● 十二指腸内視鏡

（写真提供：オリンパス株式会社）

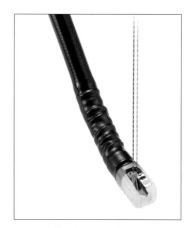

図9 ● 側視型のレンズ

（写真提供：オリンパス株式会社）

小腸カプセル内視鏡検査の適応

　原因不明の消化管出血例（上部・下部内視鏡検査によっても原因不明の場合）や，パテンシーカプセル（**図10**）によって消化管開通性が確認された小腸疾患が既知，あるいは疑われる患者に対して適応とされます．一方，禁忌ないしは慎重な判断を要する症例として既知の高度消化管狭窄を有する症例や腸閉塞例，腹部放射線照射歴を有する患者，ペースメーカー植え込み患者，嚥下障害患者，妊婦，滞留時にカプセル内視鏡回収に同意しない症例が挙げられます．

　下記に消化器内視鏡ハンドブックを参考に解説していきます．

1. 概要

　本検査は，被検者が自らカプセル型の小型内視鏡を飲み消化管の検査を行うことができます．カプセル内視鏡によって連続的に撮影された静止画像は体外の記録装置に送信され，リアルタイムで画像を観察することも可能です．また，記録装置の画像は専用ワークステーションにダウンロードされ，専用ソフトによって記録画像として読影に使用されます．

　前処置としては，現在決まった方法はないですが，ポリエチレングリコール電解質溶液や腸管蠕動促進剤などの有効性が報告されており，必要に応じて投与を検討します．

2. 実際の手順

　現在日本で認可されているカプセル内視鏡はコヴィディエンジャパン社のPillCam™SB2，SB3とオリンパス株式会社のEndoCapsule（**図11，12**）です．

　カプセルは外径11mm，全長26mmで患者自らが飲み込むだけの検査であり，患者にとっては安全，楽な検査ですが，病変の見落としの可能性もあり，その特性を理解したうえで検査結果を解釈する旨を介助者もよく理解する必要があります．

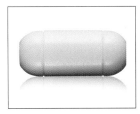
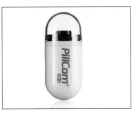
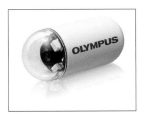

図10 ● PillCam™
　　　パテンシーカプセル
（写真提供：コヴィディエンジャパン株式会社）

図11 ● PillCam™SB3
（写真提供：コヴィディエンジャパン株式会社）

図12 ● EndoCapsule
（写真提供：オリンパス株式会社）

1）検査前準備

目安として検査8時間以上前の絶食

2）検査当日

①消化管症状の有無，排便回数，便の性状，前日の夕食時間の確認

②バイタルサインの確認

③ワークステーションの準備（**図13**）

④センサアレイ（アンテナユニット）を患者の体表の所定位置につける（**図14**）．

⑤記録装置をポーチに入れベルトなどで患者に装着後カプセルを嚥下してもらう．

⑥嚥下2時間後飲水可，4時間後軽食可とし，リアルタイムモニターでカプセルが大腸に到達したのを確認して記録装置やセンサアレイを取り外す．

⑦記録装置からワークステーションへデータを転送する（**図15**）．

3）検査後

カプセルの排出確認および回収を行い検査結果の判定，患者への説明後必要があればバルーン内視鏡などの追加検査を指示する．

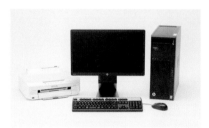

図13 ● RAPID™ワークステーション
（写真提供：コヴィディエンジャパン株式会社）

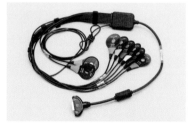

図14 ● PillCam™センサアレイ
（写真提供：コヴィディエンジャパン株式会社）

 PillCam™SB3 カプセル：撮影画像

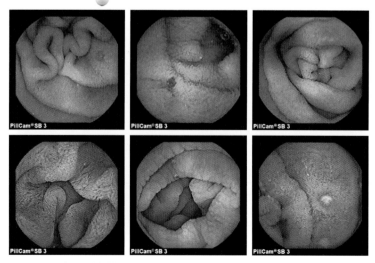

図15 ● カプセル内視鏡により撮影された画像

3. 偶発症

カプセル内視鏡に特徴的な偶発症は停滞であり，2週間以上体内に留まる状態，もしくは内視鏡的，外科的に回収されなければならない状態です．

原因不明の消化管出血例では1.4％，クローン病確診例7.4％，擬診例で6.4％の発生頻度と報告されています．自然排出されない場合にはバルーン内視鏡や外科手術による回収が試みられます．他には気管への誤嚥も報告されています．

バルーン内視鏡

バルーン内視鏡について，「小腸内視鏡診療ガイドライン」[1]を参考に以下に解説します．

1. 概要

十二指腸を除く小腸は腹腔内でほとんど固定されないために複雑に屈曲した状態で存在しており，従来の内視鏡による検査が困難でした．バルーン内視鏡（balloon-assisted endoscopy：BAE）は，このような解剖学的特徴をもつ小腸を観察するために開発された内視鏡です．先端にバルーンがついたオーバーチューブの併用によって，腸管の内側がバルーンで把持され腸管の無用な伸展が抑制されるため，挿入する力が内視鏡先端に直接伝わり小腸内での正確な操作を可能にしました．腸管を把持したままオーバーチューブごと手前に引くとオーバーチューブの上に腸管を畳み込んで短縮することができるため，深部小腸にまで内視鏡の挿入が可能になり，また鉗子孔もあるため，生検や超音波内視鏡，クリップを使用した止血などの治療も可能です．

内視鏡先端にもバルーンがついたダブルバルーン内視鏡（double-balloon endoscopy：DBE）（**図16**）と内視鏡先端にバルーンがないシングルバルーン内視鏡（single-balloon endoscopy：SBE）（**図17**）の2種類のバルーン内視鏡があります．

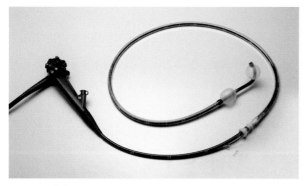
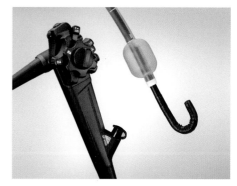

図16 ● ダブルバルーン内視鏡
（写真提供：富士フイルムメディカル株式会社）

図17 ● シングルバルーン内視鏡
（写真提供：オリンパス株式会社）

2. 適応疾患と手技

① 適応疾患

　小腸腫瘍（良性・悪性）が疑われる症例や，食道・胃・十二指腸・大腸・回腸末端からの出血が同定されない出血源不明の消化管出血，炎症性腸疾患などです．

② 手技

　症状や検査結果に応じて経口ルートまたは経肛門ルートが選択されます．そのため，経口ルートの場合は上部消化管内視鏡検査，経肛門ルートの場合は下部消化管内視鏡検査に準じた前処置を行います．通常の上部・下部消化管内視鏡検査よりも長時間となるため，多くの場合，経口ルートでは深鎮静，経肛門ルートでは意識下鎮静が必要となります．

　通常，内視鏡を操作する術者とオーバーチューブを操作・把持する助手の2人で実施しますが，術者1人で実施可能な方法もあります．

【手技手順】

　オーバーチューブをスコープの手前に引き寄せた状態で術者がスコープ本体をもって挿入した後，以下の①～③の手順で操作を行います．

①スコープを最大限に挿入してからオーバーチューブを進めます．このとき，スコープが抜けてこないようにするために，DBEの場合はスコープ先端のバルーンを拡張させて腸管を把持し，SBEの場合はスコープ先端を腸管に引っかけるようにアングルを操作します．

②オーバーチューブ先端のバルーンを拡張し，腸管を把持したままオーバーチューブごと手前に引きオーバーチューブの上に腸管を畳み込んで短縮させます．

③DBEの場合はスコープ先端のバルーンを収縮させ，SBEの場合はアングル操作を解除して，さらに奥に挿入します．

　①～③を繰り返して深部小腸まで挿入します．

　DBEを使用する場合，看護師は助手をつとめることがありますが，検査を円滑に行うために術者と息を合わせて先端バルーンの収縮をタイミングよく行うことが重要です．筆者は全大腸内視鏡検査困難例に対してDBEを使用しましたが，助手との協調がスムーズであったため，非常に容易に全大腸内視鏡検査を実施することができました．

　内視鏡挿入や腸管の形状の確認などのためにX線透視装置を使用することもありますが，手技の習熟に従って使用する頻度は減少します．

3. 偶発症

　上部・下部消化管内視鏡検査と同様，穿孔，出血，粘膜損傷などのほかに，急性膵炎や高アミラーゼ血症などBAE特有の偶発症があります．

　膵炎の多くは膵体尾部主体に起こり，十二指腸や膵臓に対する内視鏡の物理的負荷が原因と考えられていますが，経口DBE後の発症の報告がほとんどです（多数例の後ろ向き研究で0.3 ～ 0.5%[2,3]，前向き研究で3 ～ 12%[4,5]の発症率）．経口DBE後の高アミラーゼ血症は25 ～ 50%でみられ，発症には長い検査時間が関与すると考えられています[4,5]．

4. バルーン内視鏡検査の全小腸観察率

　多くのケースでは，あるルートからの挿入効率が低下した部位にクリップや点墨でマーキングして観察を中止し，次回は別のルートから挿入し初回のマーキング部位までを観察する，という両ルートを用いた全小腸観察が行われます．

　近年のわが国と欧米の全小腸観察率はともに約70%と報告されています（前向き研究－日本：71%［34/48][6]，欧米：71%［45/63][7,8]）

引用・参考文献

1.　日本消化器内視鏡学会：小腸内視鏡診療ガイドライン．日本消化器内視鏡学会雑誌, 57：1-34，2015．
2.　Xin L, Liao Z, Jiang YP, et al: Indications, detectability, positive findings, total enteroscopy, and complications of diagnostic double-balloon endoscopy: a systematic review of data over the first decade of use. Gastrointest Endosc, 74: 563-570, 2011.
3.　Mensink PB, Haringsma J, Kucharzik T, et al: Complications of double balloon enteroscopy : a multicenter survey. Endoscopy, 39: 613-615, 2007.
4.　Zepeda-Gomez S, Barreto-Zuniga R, Ponce-de-Leon S, et al: Risk of hyperamylasemia and acute pancreatitis after double-balloon enteroscopy: a prospective study. Endoscopy, 43: 766-770, 2011.
5.　Kopacova M, Rejchrt S, Tacheci I, et al: Hyperamylasemia of uncertain significance associated with oral double-balloon enteroscopy. Gastrointest Endosc, 66:1133-1138, 2007.
6.　Yamamoto H, Yano T, Ohmiya N, et al: Double-balloon endoscopy is safe and effective for the diagnosis and treatment of small - bowel disorders: prospective multicenter study carried out by expert and non-expert endoscopists in Japan. Dig Endosc, 27：331-337, 2015.
7.　May A, Farber M, Aschmoneit I, et al: Prospective multicenter trial comparing push-and-pull enteroscopy with the single- and double- balloon techniques in patients with small-bowel disorders. Am J Gastroenterol, 105：575-581 2010.
8.　Messer I, May A, Manner H, et al: Prospective, randomized, single-center trial comparing double-balloon enteroscopy and spiral enteroscopy in patients with suspected small-bowel disorders. Gastrointest Endosc, 77: 241-249, 2013.

第1章　内視鏡の知識

3. 内視鏡による診断法

Check

● 内視鏡検査は粘膜の形態変化や色調変化などから病変を診断します．

● 色素法やIEE，拡大内視鏡，生検等を併用して診断を行います．

● 最近ではIEEや拡大内視鏡で内視鏡的切除が必要ないし，可能と判断した場合は，生検を省略して治療を行う場合もあります．

　上部消化管内視鏡検査，下部消化管内視鏡検査ともに粘膜の形態変化や色調の変化などから病変を診断します．がんの存在診断や進行度診断，とくにがんの深達度診断にあたっては色素法，画像強調診断内視鏡（image enhanced endoscopy：IEE），拡大内視鏡が行われます．

色素法

　消化管内視鏡診断時に色素を散布して病変の存在を強調して描出し，診断する方法です．原理によって，反応法，コントラスト法，染色法などの手法に分かれます（**表1**）．

　さまざまな色素が用いられ，上部消化管内視鏡検査・下部消化管内視鏡検査ともに頻用されます．代表的な色素法として，以下を覚えておきましょう．

表1 ● 色素法の種類

手法	染色体	原理	対象部位
反応法	ルゴール	特定の環境下で色素液が反応する特性を利用して，その反応を観察する	咽喉頭，食道
コントラスト法	インジゴカルミン　メチレンブルー	病変の表面にある凸凹に色素液を溜めることによって，形態を鮮明にして観察する	胃，十二指腸，小腸，大腸
染色法	クリスタルバイオレット	生体組織が色素液の浸潤や吸収によって染色される現象を観察する	胃，十二指腸，小腸，大腸

1. ルゴール（ヨード）法

　反応法の1つで，咽喉頭・食道がんの存在診断には，ルゴール（ヨード）液の散布が有用です．正常粘膜ではルゴール液が取り込まれて染色されますが，がんが存在する部分では不染色帯として描出されます（**図1**）．

　ルゴールは粘膜に刺激を与えるため，胸痛や吐き気を散布後に生じることがあります．そのため，事前に患者に刺激があることを伝えておいたり，検査終了時に残った色素をできるかぎり吸収することが重要です．

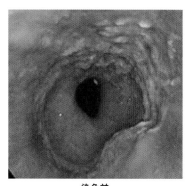
染色前

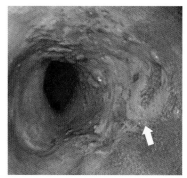
染色後

図1 ● 早期食道がんのルゴール染色
不染色箇所（矢印）ががんの存在を示す

2. インジゴカルミン，メチレンブルー染色

　コントラスト法の1つで，使用される頻度が最も高い色素法です．胃・大腸検査に際しては，消化管粘膜から吸収されにくいインジゴカルミン（0.4％・5mLを4〜5倍に希釈），あるいは0.2％のメチレンブルーを使用します．病変を染色し，患部の凹凸を強調することができます（**図2**）．

　検査後に便が青くなることがあるので，事前に患者に伝えておくことが重要です．

Check out
the video below!

インジゴカルミン染色

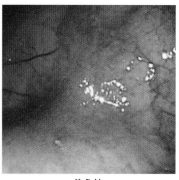
染色前

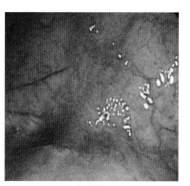
染色後

図2 ● 腺腫のインジゴカルミン染色像

3. クリスタルバイオレット

　染色法の1つで，おもに大腸の拡大内視鏡で用いられます．大腸内視鏡検査では，0.05％程度のクリスタルバイオレットを用いて染色し，がんの存在のみならず，深達度診断を行うことも可能です（図3）．

　鉗子口からの染色液散布の際に，病変部から出血させないように注意することが必要です．

　ただし，日本消化器内視鏡学会から「同色素の安全性については現在のところ確立されておらず，その使用による患者（被験者）の利益が不利益を上回ると判断される場合にのみ，施行医および施設の責任のもと，必要最小量の使用にとどめることが望ましい」と提言されています．したがって当院でもその使用に関しては慎重に行っています．

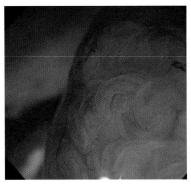

図3 ● クリスタルバイオレット染色による拡大内視鏡像

画像強調診断内視鏡（IEE）

　画像強調診断内視鏡（IEE）は，新しい画像強調観察法です．現在わが国で行われている観察法は，オリンパス株式会社が開発した狭帯域光観察（narrow band imaging：NBI）と富士フイルム株式会社が開発した分光画像処理機能（flexible spectral imaging color enhancement：FICE）です．

1. 狭帯域光観察（NBI）

　狭帯域の2つの光線を観察野に照射することにより，粘膜表層の毛細血管が強調された画像が得られるシステムです．NBIは色素を散布することなく，食道・胃・大腸の腫瘍，非腫瘍を鑑別することが可能となり，有用性が高い機能です（図4）．

　NBIに対応している光源装置が必要ですが，内視鏡スコープは通常のもので実施できます．

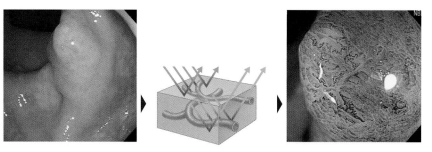

図4 ● NBI観察による粘膜がんの内視鏡像（左）とNBI像（右）

（内視鏡写真は南大和病院・深原俊明先生より提供）

（荒井邦佳監：ビジュアル早期大腸癌内視鏡診断．p.4，学研メディカル秀潤社，2013）

（NBI模式図はオリンパス株式会社 HP：http://www.olympus.co.jp/jp/news/2006b/nr061226evissj.cfm を参照して作成）

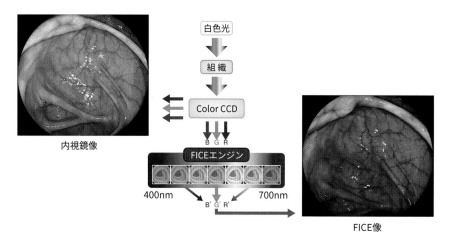

図5 ● 盲腸の正常内視鏡像（左上）とFICE画像（右下）

（荒井邦佳監：ビジュアル早期大腸癌内視鏡診断．p.4，学研メディカル秀潤社，2013）

2. 分光画像処理機能（FICE）

　通常光の観察による通常画像から，任意の波長光の情報を取り出して，新たに画像化するシステムです．NBIと同様に，食道・胃・大腸の腫瘍，非腫瘍を鑑別することが可能です（**図5**）．

　FICEに対応している光源装置が必要ですが，内視鏡スコープは通常のもので実施できます．

拡大内視鏡

　光学式もしくは電機式に内視鏡を用いて病変部位を拡大する観察法のことです．通常は5倍程度の倍率でスコープ像が描出されますが，拡大内視鏡を用いることにより100倍程度まで倍率が増し，腫瘍やポリープの表面構造が明確に描出されます．

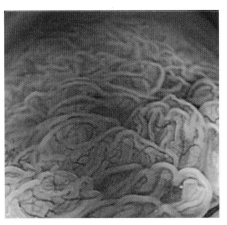

図6 ● NBI拡大内視鏡像

NBIや色素散布を併用することにより，がんの存在診断から，がんが消化管壁へどの程度浸潤しているかについても診断することが可能です．上部内視鏡検査では咽頭や食道の微小がんも診断可能であり，きわめて有用かつ重要な検査方法です（図6）．

光学式の拡大機能をもった拡大内視鏡を用いて実施します．

生検法

咽喉頭から食道・胃・十二指腸球部・十二指腸下行部，回腸末端，結腸，直腸まで病変部の組織を鉗子により採取し，病変の病理学的診断を行って，確定診断に導く検査です．

明らかに良性と思われる炎症性変化や胃ポリープについては，生検を省く場合がありますが，がんが少しでも疑われる場合には必ず施行すべき検査です（図7）．

生検法により，上部消化管内視鏡検査では萎縮性胃炎の組織からヘリコバクター・ピロリ菌を検出することも可能であり，大腸の炎症性腸疾患（クローン病や潰瘍性大腸炎など）の確定診断を得ることも可能です．

生検鉗子をスコープの鉗子口から挿入し，モニターで確認しながら組織片を採取します．

最近ではIEEや拡大内視鏡検査における内視鏡的切除が必要ないため，可能と判断した場合は生検を省略して治療を行う場合もあります．

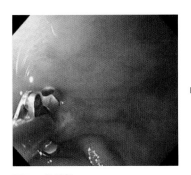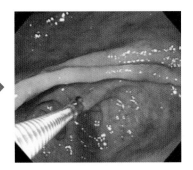

図7 ● 生検法
病変部の組織を鉗子で採取する

4. 患者説明のポイント

● 患者説明における看護師の役割を確認します．

● 同意書の内容を把握し，患者の質問に対応できるようにしておきます．

● 偶発症の説明に関しても不安を与えないよう，その対処方法の説明を行い，必ず練絡先を告知します．

医師・看護師による説明

　筆者の施設では，内視鏡検査を予約する医師が検査を必要とする患者に，検査の必要性と起こりうる偶発症，およびその発生頻度や対策について外来診療時に説明しますが，十分に時間がとれないことも多くあります．そこでインフォームド・コンセント (informed consent：IC) 担当の看護師が別室でさらに説明をくり返し行い，同意書を得るようにしています．

　医師には検査に対する強い不安を訴えられず，検査を承諾したものの，再度説明されることで不安が増し，検査を拒否する患者もみられます．しかし反対に，安心感が得られることも多いと思われます．以下に消化管内視鏡ハンドブックを参考にICの方法をまとめました[1]．

　1．口頭によるわかりやすい説明が原則
　　　（パンフレットやビデオなど補助的手段も有効）
　2．客観的な情報提供により補助的手段も有効
　3．説明した内容と患者の同意の有無はカルテに記録
　4．説明者，患者双方の署名入りの同意書を得ることが望ましい

第1章　内視鏡の知識

参考までに，当院で使用している内視鏡検査時の同意書を示します（**図1**）．

医師のみならず看護師から再度説明を受けることで，医師の前では緊張してできなかった質問などが可能となり，患者にとっては有用な方法であると考えています．

偶発症の説明

偶発症に関しては，いたずらに患者に不安を与えないように，その対処方法についても説明します．

また，事前に検査をキャンセルすることも可能であることを付け加え，患者が安心して検査を受けることができる環境をつくりましょう．

帰宅後に偶発症と思われる症状が疑われた場合の連絡先を，必ず患者に告知しておくことを忘れないようにします．

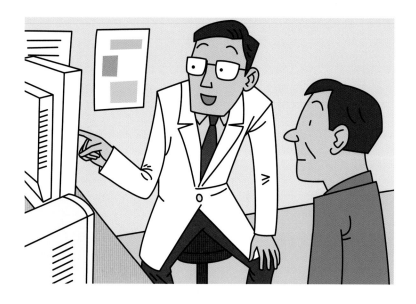

引用・参考文献

1. 日本消化器内視鏡学会・監，日本消化器内視鏡学会卒後教育委員会・編集：消化器内視鏡ハンドブック改訂第2版，p.39-44，日本メディカルセンター，2017.

● 上部消化管内視鏡検査

上部消化管内視鏡検査を受ける方への説明

1. 検査の目的
　貧血や腹痛などの原因を調べます。炎症・潰瘍・ポリープ・癌などを診断します。

2. 検査方法
　食道・胃・十二指腸を観察し、必要な場合は病変の一部を採取して組織検査
を行います。
　また緊急の治療や処置が必要となる場合には、引き続き内視鏡的治療処置を行い
ます。

3. 検査に使用する薬剤による副作用
　胃の中をきれいにする水薬、のどの局所麻酔剤（ゼリー状・スプレー式）胃の
緊張をとるための鎮痙剤、苦痛を和らげるための鎮静剤の注射により、口渇・発疹
嘔気・一時的な眼の調節障害・眠気などの症状が出ることもあります。

4. 検査による合併症
　ごくわずかですが合併症（偶発症）があります。アレルギー・血圧低下・出血・
穿孔などが起こることがあります。なかでも穿孔が最も重篤な合併症（偶発症）で、
状況によっては外科的な治療が必要になる場合もあります。
　日本消化器内視鏡学会の全国集計で合併症（偶発症）の発生頻度は0.012%と報告
されています。稀に死亡例の報告もあります。入院や緊急の処置、輸血、手術などが
必要になることがあります。

5. 注意事項
　組織検査を施行した場合には少量の出血があります。通常はすぐに止まりますが、
稀に出血が続くこともありますので、検査後は腹痛や便の色にも気をつけて下さい。
　また、注射により眼の調節障害（チカチカする）や眠気を催すことがありますので、
車の運転、高所での作業、危険な作業などはやめていただく様お願いします。
吐血・下血・黒い便・強い腹痛があった場合には、必ずご連絡下さい。

　以上の説明に納得、了解された方は別紙の同意書と問診票にご署名の上、検査日に
内視鏡室に予約票と一緒にご提出下さい。同意が得られない場合には検査は行いません。
また、同意書を提出された後でも検査を中止することができますのでご相談下さい。

当院では日本内視鏡技師会のガイドラインに準じた内視鏡の消毒を実践しています。

患者ID　　　　　　　**上部消化管内視鏡検査　同意書**

患者氏名　　　　　　　　　　様

別紙の説明書をよく読んでいただき、ご署名、ご記入をお願いします。

友愛記念病院　病院長殿

　私は、食道、胃、十二指腸の内視鏡検査を受けるにあたり、検査の目的、薬剤による
副作用、合併症（偶発症）について説明書の記載事項を読み、また医師からの説明にて
内容を理解しましたので同意いたします。

　　　　　　　　　　　　　　　　　平成　　年　　月　　日

本人　住所＿＿＿＿＿＿＿＿＿＿＿＿＿＿＿＿＿＿＿

　　　氏名（自署）＿＿＿＿＿＿＿＿＿＿＿＿＿＿＿

＊検査を受ける方が未成年や意識障害などがある場合は代理人がご記入下さい。

代理人氏名（自署）　　　　　　　　　　　　　（続柄：　　　　）

担当医師＿＿＿＿＿＿＿＿＿

検査問診票

下記の項目にお答えお願いします。
（はい　いいえ）のどちらかを〇で囲んで下さい。
1）今までに、上部消化管内視鏡の検査を受けたことがありますか？　　　（はい　いいえ）
2）上部消化管内視鏡検査や歯の治療時の麻酔で気分が悪くなったことがありますか？（はい　いいえ）
　「はい」と答えた方はどのような症状であったか教えて下さい。
　（　　　　　　　　　　　　　　　　　　　　　　　　　　　）
3）心臓病はありますか？　　　　　　　　　　　　　　　　　　　　（はい　いいえ）
　　心筋梗塞、狭心症、不整脈、その他（　　　　　　　　　　　）
4）糖尿病はありますか？　　　　　　　　　　　　　　　　　　　　（はい　いいえ）
5）眼圧が高い、緑内障はありますか？　　　　　　　　　　　　　　（はい　いいえ）
6）前立腺肥大症はありますか？（男性のみ）　　　　　　　　　　　（はい　いいえ）
7）血液を固まりにくくするお薬を飲んでいますか？　　　　　　　　（はい　いいえ）
　　バファリン、パナルジン、ワーファリン、バイアスピリン、エパデール、
　　ケタス、プレタール、その他（　　　　　　　　　　）
　＊上記に当てはまる薬を服用している方は、（　　月　　日）より中止して下さい。
8）アレルギーはありますか？　　　　　　　　　　　　　　　　　　（はい　いいえ）
　　「はい」と答えた方は、薬・食べ物等わかる範囲でお書き下さい。
　（　　　　　　　　　　　　　　　　　　　　　　　　　　　）
9）その他気になることがありましたらお書き下さい。
　（　　　　　　　　　　　　　　　　　　　　　　　　　　　）

● 大腸内視鏡検査

大腸内視鏡検査を受ける方への説明

検査日

1. 検査の目的
　腹痛・下痢・貧血などの原因を調べます。炎症・ポリープ・癌などを診断します。

2. 検査方法
　腸の中をきれいにし、ファイバースコープを肛門から挿入します。全大腸と肛門
を観察し、必要な場合は病変の一部を採取して組織検査を行います。
　また緊急の治療や処置が必要な場合には、引き続き内視鏡的治療処置を行い
ます。

3. 検査に使用する薬剤による副作用
　◎下剤（検査前日に服用する薬）、来院してから飲んでいただく水薬（マグコロール）
による悪心・嘔吐・急激な下痢による腹痛・脱水・血圧低下・出血・腸管穿孔が
あります。
　◎腸の緊張をとるための鎮痙剤、苦痛を和らげるための鎮静剤の注射により、口渇・
一時的な眼の調節障害・眠気・発疹・嘔気などの症状が出ることもあります。

4. 検査による合併症
　ごくわずかですが合併症（偶発症）があります。腹痛・血圧低下・出血・腸管
穿孔などが起こることがあります。なかでも腸管穿孔が最も重篤な合併症（偶発症）
で、状況によっては外科的な治療が必要になる場合もあります。
　日本消化器内視鏡学会の全国集計で合併症（偶発症）の発生頻度は0.069%と報告
されています。稀に死亡例の報告もあります。入院や緊急の処置、輸血、手術などが
必要になることがあります。

5. 注意事項
　組織検査を施行した場合には少量の出血があります。通常はすぐに止まりますが、
稀に出血が続くこともありますので、検査後は腹痛や便の色に気をつけて下さい。
　また、注射により眼の調節障害（チカチカする）や眠気を催すことがありますので、
車の運転、高所での作業、危険な作業などはやめていただく様お願いします。
下血・強い腹痛があった場合には、必ずご連絡下さい。

　以上の説明に納得、了解された方は別紙の同意書と問診票にご署名の上、検査当日
内視鏡室に予約票と一緒にご提出下さい。同意が得られない場合には検査は行いません。
また、同意書を提出された後でも検査を中止することができますのでご相談下さい。

当院では日本内視鏡技師会のガイドラインに準じた内視鏡の消毒を実践しています。

患者ID　　　　　　　**大腸内視鏡検査　同意書**

患者氏名　　　　　　　　　　様

　別紙の説明書をよく読んでいただき、ご署名、ご記入をお願いします。

友愛記念病院　病院長殿

　私は、大腸の内視鏡検査を受けるにあたり、検査の目的、薬剤による副作用、
合併症（偶発症）について説明書の記載事項を読み、また医師からの説明にて
内容を理解しましたので同意いたします。

　　　　　　　　　　　　　　　　　平成　　年　　月　　日

本人　住所＿＿＿＿＿＿＿＿＿＿＿＿＿＿＿＿＿＿＿

　　　氏名（自署）＿＿＿＿＿＿＿＿＿＿＿＿＿＿＿

＊検査を受ける方が未成年や意識障害がある場合は代理人がご記入下さい。

代理人氏名（自署）　　　　　　　　　　　　　（続柄：　　　　）

担当医師＿＿＿＿＿＿＿＿＿

検査問診票

下記の項目にお答えお願いします。
（はい　いいえ）のどちらかを〇で囲んで下さい。
1）今までに、大腸内視鏡の検査を受けたことがありますか？　　　　（はい　いいえ）
2）今までに手術を受けた事がありますか？　　　　　　　　　　　　（はい　いいえ）
　「はい」と答えた方はいつ何の手術か教えて下さい。
　（　　　　　　　　　　　　　　　　　　　　　　　　　　　）
3）心臓病はありますか？　　　　　　　　　　　　　　　　　　　　（はい　いいえ）
　　心筋梗塞、狭心症、不整脈、その他（　　　　　　　　　　　）
4）糖尿病はありますか？　　　　　　　　　　　　　　　　　　　　（はい　いいえ）
5）眼圧が高い、緑内障はありますか？　　　　　　　　　　　　　　（はい　いいえ）
6）前立腺肥大症はありますか？（男性のみ）　　　　　　　　　　　（はい　いいえ）
7）血液を固まりにくくするお薬を飲んでいますか？　　　　　　　　（はい　いいえ）
　　バファリン、パナルジン、ワーファリン、バイアスピリン、エパデール、
　　ケタス、プレタール、その他（　　　　　　　　　　）
　＊上記に当てはまる薬を服用している方は、（　　月　　日）より中止して下さい。
8）アレルギーはありますか？　　　　　　　　　　　　　　　　　　（はい　いいえ）
　　「はい」と答えた方は、薬・食べ物等わかる範囲でお書き下さい。
　（　　　　　　　　　　　　　　　　　　　　　　　　　　　）
9）その他気になることがありましたらお書き下さい。
　（　　　　　　　　　　　　　　　　　　　　　　　　　　　）

図1 ● 内視鏡検査の同意書の例

5. 偶発症への対応

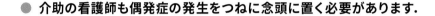

- 介助の看護師も偶発症の発生をつねに念頭に置く必要があります.

- 前処置における偶発症の要因には，鎮静に伴うものと副交感神経遮断薬に伴うものがあります.

- 検査・治療中に起こりうる偶発症に注意して予防・対策を心がけましょう.

現在の消化器疾患の診断治療においては，内視鏡の活用が必須です．筆者の施設では，2018年度の上部消化管内視鏡の総件数は7,357件で，そのうち内視鏡的逆行性胆管膵管造影（ERCP）が97件，内視鏡的粘膜切除術（EMR）などの治療的内視鏡は120件，下部内視鏡総件数は2,838件で，そのうちEMRなどの治療的内視鏡件数は686件でした．

検査に際しては施行する医師のみならず，介助の看護師も偶発症の発生をつねに念頭に置く必要があります．

偶発症の発生頻度は，2008 ～ 2012年までの期間における第6回全国調査において0.073％と報告されています[1]．検査別に「偶発症発生頻度，死亡頻度」を調査した結果では，上部消化管内視鏡検査で0.005％と0.00019％，下部消化管内視鏡検査で0.012％と0.00082％でした．また，診断的ERCPに関連した偶発症発生頻度と死亡頻度はそれぞれ0.585％と0.014％でした．観察のみ（生検を含む）内視鏡検査の経口上部内視鏡検査の偶発症発生頻度，死亡頻度は0.005％，0.00013％，経鼻上部内視鏡検査では0.024％，0％，大腸内視鏡検査では0.011％，0.0004％でした．また側視型十二指腸内視鏡によるERCPでは0.322％，0.0076％と報告されています．

前処置に伴う偶発症

1. 鎮静に伴う偶発症

前処置における偶発症は，鎮静薬・鎮痛薬によるものが大部分を占めます．鎮静薬の種類としてはジアゼパムが多く，筆者の施設では鎮静としてジアゼパムを1/2A（アンプル）静注することが多いです．いわゆる意識下鎮静（conscious sedation）ですが，呼吸抑制（呼吸数の減少や停止），循環抑制（血圧低下，徐脈，不整脈），覚醒遅延などの副作用が生じることがあるので注意が必要です[2]．

　したがって，検査中は医師のみならず介助の看護師もつねに患者に声をかけ，呼吸状態を観察します．また，検査後は患者が十分に覚醒するまでリカバリーベッドに臥床してもらうか，院内で休息してもらうなどの処置が必要です（**図1**）．

　とくに自動車の運転はできるかぎり避けてもらわなければならないので，検査前にきちんと説明する必要があります．

　80歳以上の高齢者では鎮静薬は使用しないことが多いです．また，心肺血管系のリスクを有している患者には慎重に投与する必要があり，酸素濃度のモニタリングや救急処置の体制を整えたうえで実施するようにしましょう[3]．

　鎮静を行った場合には，パルスオキシメーターを必ず装着し（**図2**），酸素吸入，自動血圧計や心電図の準備を怠らないようにします．パルスオキシメーターで低酸素状態が確認された場合には，患者に腹式呼吸を促し，酸素吸入を行います．低酸素状態から回復しない場合は，拮抗薬[*1]を用いて覚醒させます．

用語解説
＊1　拮抗薬
ジアゼパムに対する拮抗薬としては，フルマゼニル（0.2mg），ナロキソン塩酸塩（0.2mg）があります．

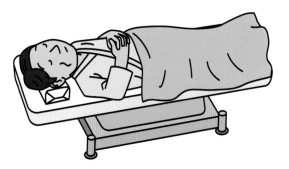

図1 ● 検査後は十分に覚醒するまで安静を保持

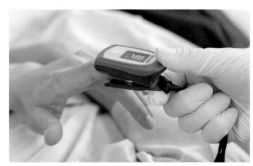

図2 ● パルスオキシメーターの装着

2. 副交感神経遮断薬に伴う偶発症

　前投薬として消化管の運動抑制，唾液・胃液の分泌抑制を目的としてブチルスコポラミン臭化物を使用します．筆者の施設でも1/2Aの静注を行っていますが，アナフィラキシーショック[*2]を起こすこともあるので注意が必要です．

　心疾患，緑内障，前立腺肥大症を有する患者にはブチルスコポラミン臭化物は使用禁忌なため，グルカゴンを用います．

　しかし，糖尿病を合併している場合には使用するべきではないので，検査前に慎重に問診を行いましょう．

用語解説
＊2　アナフィラキシーショック
抗原によって感作された生体が，その抗原に再度さらされたときに起こる症状です．喉頭浮腫から気道閉塞に陥るおそれがあります．

検査・治療中に起こる偶発症とその対策

1. 上部消化管内視鏡

① リドカインによるアレルギー反応

上部消化管内視鏡検査に特有な偶発症には，上述した鎮静に伴う偶発症のほかに，咽頭麻酔に使用するリドカインによるアレルギー反応があります．重篤な場合は，声帯浮腫から気道閉塞となり呼吸困難をきたすので，観察を怠らないようにしましょう．万一に備え，気道確保の準備も行います．

② 穿孔

検査による合併症で最も多いのは，穿孔です．内視鏡挿入時に食道入口部を損傷することによって引き起こされます．早期発見がなされないと縦隔炎を引き起こし，治療に難渋します．穿孔の予防は，検査の医師が挿入を慎重に行う以外，対策はありません．

③ 出血

出血も検査中や治療中に遭遇する偶発症です．止血クリップや凝固装置などをすぐに使用できるよう準備しておくことが，予期せぬ出血に対処する最も重要な対策になります．

2. 下部消化管内視鏡

① 腸管洗浄薬服用による悪心・嘔吐，腹痛

下部消化管内視鏡検査に特有の偶発症には，前処置に伴う腸管洗浄薬服用による悪心・嘔吐，腹痛などの消化器症状があります．悪心・嘔吐は腸管洗浄薬の服用を中止すれば改善します．腹痛や腹部膨満感は排泄が行われれば消失するので，注意深く観察します．

イレウスが疑われる患者では腸管洗浄薬は禁忌となるので，慎重に問診を行わなくてはなりません．

② 腸管洗浄薬服用による血圧低下

服用に際して急激な血圧低下をきたすことがあるので，血管を確保し，補液がスムーズに行えるように準備しておきます．

*

検査・治療中に起こりうる偶発症では，穿孔が最も重篤な合併症です．検査医師の慎重な手技以外に予防する対策はありませんが，患者からの疼痛の訴えを軽視しないように注意し，検査・治療中の声かけをつねに意識しましょう．

引用・参考文献

1. 芳野純治，五十嵐良典，大原弘隆ほか：消化器内視鏡関連の偶発症に関する第6回全国調査報告—2008年より2012年までの5年間—．Gastroenterol Endosc 58（9）：1466-1491，2016.
2. 日本消化器内視鏡学会・監，日本消化器内視鏡学会卒後教育委員会・編集：消化器内視鏡ハンドブック改訂第2版，p.66-73，日本メディカルセンター，2017.
3. 日本消化器内視鏡学会・監，日本消化器内視鏡学会卒後教育委員会・編集：消化器内視鏡ハンドブック改訂第2版，p.59，日本メディカルセンター，2017.

6. 抗血栓療法への対応

● 抗血栓療法の必要性と休薬の危険性を理解します.

● 検査予約やICの際に抗血栓薬の服用の有無を患者に確認する必要があります.

● 休薬の判断は難しいため,処方した医療機関・医師と連携し,患者個々の状態に応じて対処する必要があります.

インフォームド・コンセントでの患者への確認

筆者の施設では,検査予約時に担当医師が抗血栓薬を内服していないか患者に問診を行います.その後,看護師によるインフォームド・コンセント(informed consent:IC)時にも再度確認します.

処方した機関へのコンサルタント

循環器内科から処方されている場合には,休薬の可能性や休薬期間についてコンサルトします.他施設から処方されている場合には,緊急検査以外はできるかぎり休薬に関する問い合わせを行うようにしています.

抗血栓薬の休薬による危険性と,内視鏡検査による出血の危険性とのバランスを判断することは困難であり,処方した診療機関,ないしは医師との連携を密接にして,患者個々の状態に応じて対処すべきであると考えています.

近年は高齢化に伴い,抗血栓薬の予防的投与を受けている場合もあり,具体的な薬剤名を患者が把握していない場合もありますので,検査に際しては不必要な偶発症を避けるためにも,十分な問診が必要です.検査時に生検を行うか否か,あるいは内視鏡的処置を行うか否かは,つねに抗血栓薬の処方を指示した医師との協議によって判断することが望ましいといえます.

第1章 内視鏡の知識

7. 内視鏡検査・治療を必要とする主要疾患一覧

Check

● 内視鏡検査を必要とする主要疾患を理解します.

● 内視鏡治療を必要とする主要疾患を理解します.

内視鏡検査を必要とする主要疾患

検査	疾患
上部消化管内視鏡検査（EGD）	逆流性食道炎，食道がん，胃炎，急性胃粘膜障害，胃ポリープ，胃潰瘍，胃がん，十二指腸潰瘍，十二指腸炎，十二指腸乳頭部がん
超音波内視鏡検査（EUS）	胆嚢がん，胆管がん，胆石・胆嚢ポリープ，胆嚢炎，総胆管結石，膵胆管合流異常，慢性膵炎，膵管狭窄，各消化管悪性腫瘍の壁深達度診断（食道がん，胃がん，大腸がん）とリンパ節転移診断，粘膜下腫瘍診断，消化管がんの他臓器浸潤の有無　など
下部消化管内視鏡検査	大腸ポリープ，大腸炎（感染性，薬剤性），炎症性腸疾患（潰瘍性大腸炎・クローン病），大腸がん，痔核
内視鏡的逆行性胆管膵管造影（ERCP）	胆石症，総胆管結石，胆管がん，十二指腸乳頭部がん，膵がん　など

内視鏡治療を必要とする主要疾患

治療	疾患
内視鏡的粘膜切除術（EMR）	胃がん，胃腺腫，胃ポリープ，食道がん，大腸腺腫，大腸がん
内視鏡的粘膜下層剥離術（ESD）	胃がん，胃腺腫，食道がん，大腸がん
内視鏡的硬化剤注入療法（EIS）	食道静脈瘤，胃静脈瘤
内視鏡的食道拡張術	食道狭窄，食道がん
ポリペクトミー	上部消化管の良性ポリープ，大腸ポリープ
内視鏡的逆行性胆管ドレナージ術（ERBD）	胆道狭窄，胆道閉塞
経皮内視鏡的胃瘻造設術（PEG）	脳血管障害，認知症，神経疾患，口腔・咽頭・食道がんなどで経口的に水分や栄養を長期間あるいは永続的に補給することが困難な場合

Clinical Nursing Skills ｜ Gastroenterology Nursing

Clinical Nursing Skills
Gastroenterology Nursing

第 2 章

内視鏡検査とケア

Contents

上部消化管内視鏡検査（EGD）　　　　　　　　p.34

超音波内視鏡検査（EUS）　　　　　　　　p.48

下部消化管内視鏡検査　　　　　　　　p.54

内視鏡的逆行性胆管膵管造影（ERCP）　　　　　　　　p.64

1. 上部消化管内視鏡検査
esophagogastroduodenoscopy：EGD

Check

● 上部消化管内視鏡検査とは，内視鏡を口や鼻から挿入して，食道・胃・十二指腸などの上部消化管を観察する検査で，がん検診や炎症・潰瘍・ポリープ・腫瘍が疑われるときの診断を目的に行われます．

● 患者説明の際は検査の目的と検査前日・当日・検査後の注意事項を伝えます．

● 検査中は患者をよく観察し，声かけなどで苦痛や不安を和らげるようにします．

上部消化管内視鏡検査とは

概要

　上部消化管内視鏡検査（esophagogastroduodenoscopy：EGD）とは，先端にカメラを搭載した細く柔らかい管状の内視鏡（ビデオスコープ）を口または鼻から挿入し，口腔から咽・喉頭，食道・胃・十二指腸までの上部消化管を内側から詳細に観察する検査で，一般には「胃カメラ」と呼ばれています．数多くある内視鏡検査のなかで最も頻繁に行われています．

適応

　がんの早期発見などのための検診や，吐き気・嘔吐，胸やけ，腹痛，腹部膨満感などの症状があるとき，また吐血や下血などで上部消化管に炎症・潰瘍・ポリープ・腫瘍などの病変の存在が疑われるときに，その診断のためにEGDが必要となります．

検査の実施に慎重な検討を要する場合

　次に示す①〜④の患者に対するEGDの実施については慎重に検討し，実施による有益性が危険性を上回ると判断される場合に限り，多くの経験を積んだ熟練の医師によって行われる必要があります．
　　①消化管閉塞（イレウス）がある患者
　　②消化管穿孔が疑われる患者
　　③全身状態が著しく不良な患者
　　④高度の心肺疾患を有する患者

検査の種類

経口上部消化管内視鏡検査（図1）

　口から直径7〜10mmの内視鏡を挿入して上部消化管を観察する方法で，従来から行われています．

　長所は，経鼻内視鏡と比較して直径が太いため，操作性に優れた高性能のカメラが搭載されており，より鮮明で広範な画像を映し出すことができること，また，送気・吸引能力が高いため検査が比較的短時間で済むことです．

　短所は，経口挿入により舌根部や咽頭部が刺激されて嘔吐反射が誘発されやすいため，検査を受ける患者の苦痛度が一般に高いことです．

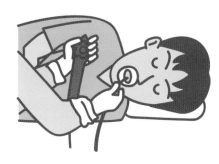

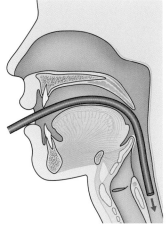

図1 ● 経口上部消化管内視鏡検査

経鼻上部消化管内視鏡検査（図2）

　鼻から直径5〜6mmの内視鏡を挿入して上部消化管を観察する方法です．

　長所は，経鼻挿入により舌根部や咽頭部が刺激されにくく嘔吐反射が抑制されやすいため，検査を受ける患者の苦痛度が一般に低いことです．

　短所は，経口内視鏡と比較して直径が細いため，搭載されるカメラの性能がやや低く，映し出される画像の鮮明性や視野角がやや劣ること，また，送気・吸引能力がやや低いため検査時間が長くなること，鼻出血や鼻の痛みが生じることがあること，などです．

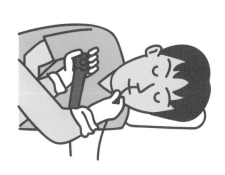

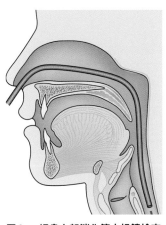

図2 ● 経鼻上部消化管内視鏡検査

第2章　内視鏡検査とケア

食道・胃・十二指腸の構造とおもな疾患

食道の構造

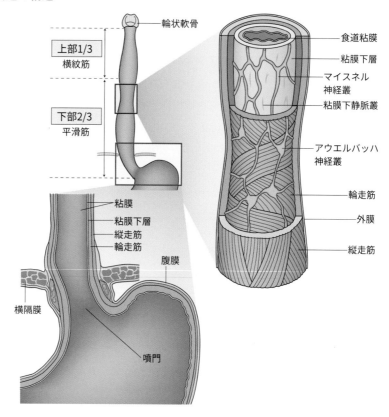

- 食道は咽頭と胃をつなぐ，長径約2cm，短径約1cm，長さ25〜30cmほどの細長い管状の器官で，口腔に入った食物や液体を胃に輸送する役割を果たしている．
- 食道の壁は，内側から外側に向かって，粘膜層，粘膜下層，固有筋層（輪走筋と縦走筋），外膜の4層構造をとり，厚さは4〜5mmほどである．粘膜下層には多くの食道腺があり，食物の通過をよくする粘液を分泌する．

Clinical Nursing Skills | Gastroenterology Nursing

食道のおもな疾患

EGDを必要とする食道の疾患として，食道がん，食道裂孔ヘルニア，胃食道逆流症（GERD），食道静脈瘤，食道アカラシアなどがあります．

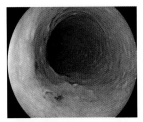
早期食道がん

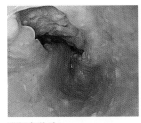
進行食道がん

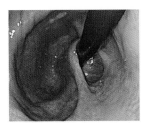
食道裂孔ヘルニア

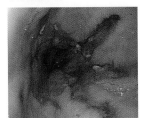
胃食道逆流症

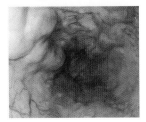
食道静脈瘤

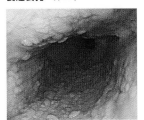
食道アカラシア

胃の構造

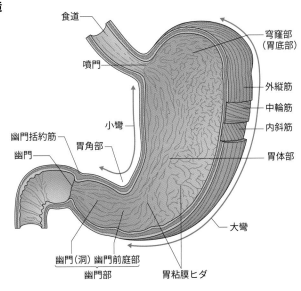

- 食道から胃につながる入口の部分を噴門部といい，食物の食道への逆流を防ぐ役割を果たしている．
- 胃から十二指腸につながる出口の部分を幽門部と呼び，胃で粥状になった食物を十二指腸に送り出す役割を果たしている．
- 噴門から幽門までの内側に小さく曲がった部位を胃角部小彎といい，がんの好発部位である．

十二指腸の構造

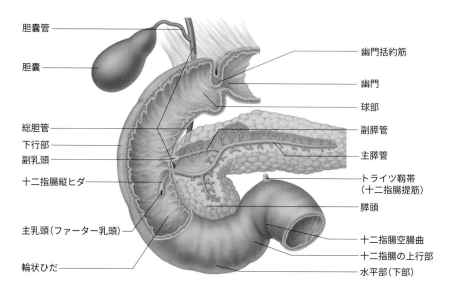

胆嚢管
胆嚢
総胆管
下行部
副乳頭
十二指腸縦ヒダ
主乳頭（ファーター乳頭）
輪状ひだ

幽門括約筋
幽門
球部
副膵管
主膵管
トライツ靱帯
（十二指腸提筋）
膵頭
十二指腸空腸曲
十二指腸の上行部
水平部（下部）

● 十二指腸は，胃と小腸をつなぐ全長25 〜 30cm（指を横に12本並べた長さ）ほどの消化管で，総胆管と膵管が合流する主乳頭（ファーター乳頭）が開口しており，ここから食物の消化に必要な胆汁と膵液が腸内に流れ込んでいる．

胃・十二指腸のおもな疾患

　EGDを必要とする胃・十二指腸の疾患として，胃がん，胃潰瘍，十二指腸潰瘍，胃ポリープ，慢性胃炎などがあります．

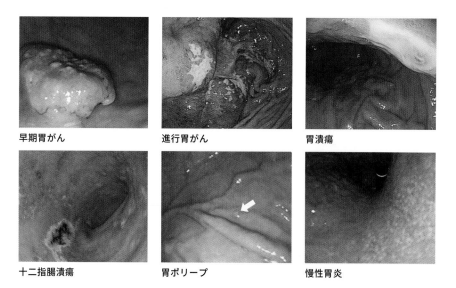

早期胃がん　　　　　　進行胃がん　　　　　　胃潰瘍

十二指腸潰瘍　　　　　胃ポリープ　　　　　　慢性胃炎

準備機器・物品

- 内視鏡装置：上部消化管汎用ビデオスコープ（経口用または経鼻用）
- 潤滑ゼリー（スループロゼリー）
- モニタリング装置（心電図，パルスオキシメーター）
- 上部内視鏡検査用マウスピース
- 色素散布用チューブ，生検鉗子
- 筋注用・色素散布用注射器
- ホルマリン入り組織検体容器，検体番号札
- ピンセット，アルコール綿，絆創膏，胃液培養容器，迅速ウレアーゼテストキット（ウレアーゼ法によるピロリ菌検出用試薬）
- 前投薬：消化管ガス駆除薬（ガスコン®ドロップ内用液2%），炭酸水素ナトリウム（重曹），胃内粘液溶解除去薬（プロナーゼMS），水
- 経口表面麻酔薬（キシロカイン®ビスカス2%），定量噴霧式表面麻酔薬（キシロカイン®ポンプスプレー8%）
- 点鼻用局所血管収縮薬（プリビナ®液0.05%）
- 鎮静薬：ミダゾラム（ドルミカム®注射液）
- 消化管運動抑制薬：ブチルスコポラミン臭化物（ブスコパン®），グルカゴン（グルカゴンGノボ注射用1mg）
- 内視鏡検査用色素：インジゴカルミン，ルゴール（ヨード）
- 中和剤：チオ硫酸ナトリウム水和物（デトキソール®静注液2g）
- 止血薬：トロンビン　　など

検査手順

1. 口または鼻から内視鏡を挿入し，食道入口部→食道→胃→十二指腸球部→十二指腸下行脚部・十二指腸乳頭部→胃の順にゆっくり進めます．
2. 病変を見落とすことがないように，食道・胃・十二指腸の状態をていねいに観察しながら撮影をします．
3. わかりにくい病変を診断するために組織を色素で染色したり，病変の診断に生検が必要と判断される場合は組織を採取したりすることがあります．
4. 検査が終わったら，ゆっくり内視鏡を引き抜きます．

上部消化管内視鏡検査のケア

概検査当日までの患者指導

検査の実施日が決まったら，患者に検査の目的を説明したあと，検査を受け

るときの注意事項を「検査前日」,「検査当日」,「検査後」に分けて順を追って説明します. その際,簡潔な言葉とイラストを用いて作成された冊子(リーフレット)を使いながらわかりやすく説明するなどの工夫をして,検査に対する患者の不安の解消に努めます.

　加えて,検査時に鎮静薬（ミダゾラム［ドルミカム®］など）を使用すると苦痛を軽減することができることを説明し,前もって希望の有無を確認しておくとよいでしょう.

検査前日

- 前日の午後9時頃までに,消化のよいもの（おかゆ,うどんなど）を軽め（腹八分目程度）にとり,それ以降は飲食できません. 胃などの手術の既往がある患者には,遅くとも午後6〜7時頃までには食事を済ませてもらいます.
- 検査開始2時間前までは水や薄いお茶などの水分摂取は構いません.
- お酒はどんな種類でも前日はいっさい飲めません. 食事制限時間以降の喫煙はできません.
- ふだん内服している薬は飲むことができますが,抗凝固薬や抗血小板薬のような血液をサラサラにする薬は,検査による出血のリスクが高いため服用できません.

検査当日朝

- 朝食はとることはできませんが,検査開始2時間前までの水や薄いお茶などの水分摂取は可能です.
- ふだん内服している薬は種類によって飲めるものと飲めないものがありますので,前もって説明しておきます.
- 腹部を強く締めつける衣服（和服,腹巻,ガードル,ボディスーツなど）は避け,楽な服装をしてもらいます.

前処置

　既往歴と薬剤アレルギーの有無について,患者にもう一度確認したうえで前処置を開始します.

経口上部消化管内視鏡検査の場合
●消化管ガス駆除薬と胃内粘液溶解除去薬の投与
- 消化管ガス駆除薬（ガスコン®ドロップ内用液2%）10mL,胃内粘液溶解除去薬（プロナーゼMS）1包,炭酸水素ナトリウム（重曹）0.5gを,80〜100mLの水に混和したものを飲んでもらいます.
●咽頭麻酔薬の投与（図3）
- キシロカイン®ビスカス2%というゼリー状の経口表面麻酔薬をスプーン1

Check out
the video below!

経口上部消化管
内視鏡検査の前処置

経鼻上部消化管
内視鏡検査の前処置

杯ほど口に含み，喉の奥のほうに移動させて3〜5分間程度ためたままにした後，ゆっくり飲み込んでもらいます．飲み込めなければ吐き出しても構いません．

- さらに，キシロカイン®ポンプスプレー8％という定量噴霧式表面麻酔薬のノズルを喉頭部に向けて，2〜3回に分けて噴霧します．

経鼻上部消化管内視鏡検査の場合

●消化管ガス駆除薬と胃内粘液溶解除去薬の投与

- 消化管ガス駆除薬（ガスコン®ドロップ内用液2％）10mL，胃内粘液溶解除去薬（プロナーゼMS）1包，炭酸水素ナトリウム（重曹）0.5gを，80〜100mLの水に混和したものを飲んでもらいます．

●点鼻用局所血管収縮薬の投与

- 検査開始15分前に，プリビナ®液0.05％という点鼻用局所血管収縮薬を両側の鼻腔内に2〜3滴ずつ塗布または噴霧することで，内視鏡の鼻腔内での通過をよくすることができます．

●鼻腔麻酔薬の投与（図4，5）

- 空気の通りがよい鼻腔に内視鏡を挿入するため，患者に指先で左右の鼻翼を片方ずつ押さえて鼻呼吸をしてもらい，空気の通りがよいほうを選んでもらいます．
- 内視鏡を挿入する鼻腔にキシロカイン®ビスカス2％を4mLゆっくり注入します．喉に流れ落ちたビスカスは吐き出さずそのまま2分間程度ためたままにして，最後に飲み込んでもらいます．
- 14〜16Fr程度のスティックの先端にキシロカイン®ビスカス2％を塗布し，選んだほうの鼻腔に挿入して粘膜に十分に浸透させるため1分間程度留置してから引き抜きます．さらに咽頭に残ったビスカ

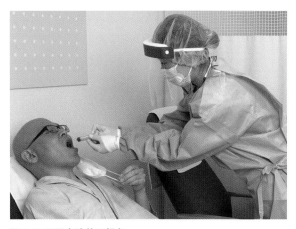

図3 ● 咽頭麻酔薬の投与

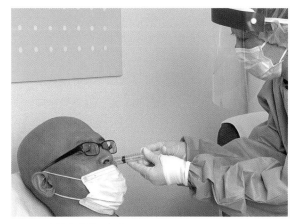

図4 ● 鼻腔麻酔薬の投与

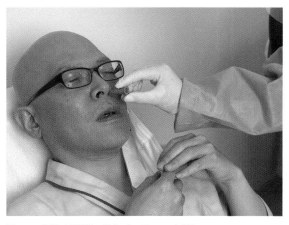

図5 ● 鼻腔麻酔薬の投与（スティック法）

スを飲み込んでもらいます.
- 原則として鼻腔麻酔のみで検査は実施できますが，必要に応じて咽頭麻酔薬が追加投与されることがあります.

検査室入室後の手順

1 入室

入室後，まず患者に氏名，生年月日，年齢を言ってもらい本人確認をします.続いて，インフォームド・コンセントが十分かどうかを確認し，不十分であると判断されたら説明を補足し，さらに検査同意書の確認も行います.

次に狭心症・心筋梗塞・不整脈などの心疾患，糖尿病，前立腺肥大，緑内障などの疾患の有無を問診票で確認し，現在の服薬および休薬の状況なども併せて確認します.

義歯（入れ歯）の装着の有無を確認し，あるようであれば検査中に外れて誤嚥してしまう危険性が高いため外してもらいます.

Check out
the video below!

追加麻酔と
マウスピースの装着

検査体位への変換
（上部消化管内視鏡検査）

2 マウスピースの装着

内視鏡を通す穴のあいたマウスピースを前歯で軽くくわえてもらいます（図6）.強く噛むと咽頭が閉まって内視鏡の操作を難しくするので注意しましょう.

前歯の義歯（入れ歯）を外したときは，マウスピースが動かないようにバンドを使って固定します（図7）.鎮静薬を使用するときも，検査中に意識が薄れて外れてしまうことがあるため，同じように固定しましょう.

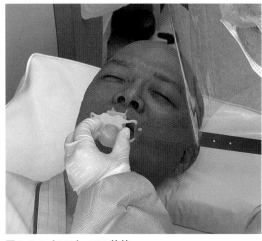

図6 ● マウスピースの装着

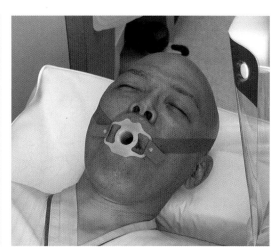

図7 ● マウスピースの固定

3 体位をとる（左側臥位）

検査は原則として左側臥位で行います.挿入困難例ではまれに仰臥位で行うことがありますが，咽頭部に唾液が流入してむせてしまうことがあり危険を伴います.

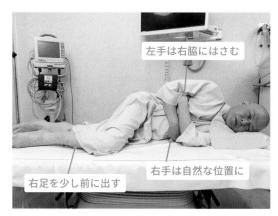
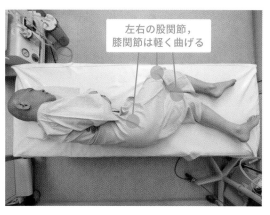

左手は右脇にはさむ

右手は自然な位置に

右足を少し前に出す

左右の股関節，
膝関節は軽く曲げる

図8 ● 体位（左側臥位）

　まず検査台の上に左側を下にして横になり，右足を少し前に出し左右の股関節と膝関節を軽く曲げ，右手は自然な位置に，左手は右のわきの下にはさむことで体位が安定します（図8）．

　内視鏡がスムーズに挿入できるように，前を向き軽く顎を突き出すようにしてもらい，肩の力を抜きリラックスし，首が過度に曲がったり伸びたりしないよう自然な状態を保ってもらいます．

4 モニタリング装置の準備

　検査中の循環状態や呼吸状態を正しく把握するために，自動血圧計，心電図，パルスオキシメーターなどのモニタリング装置を準備します．

　鎮静薬を使用するときは，これらのモニタリングが必須となるのですべてを装着します（図9）．

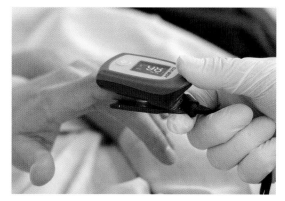

図9 ● パルスオキシメーターの装着

5 血管確保

　疼痛を緩和する鎮静薬を使用すると，呼吸数の減少，血圧低下，覚醒遅延などの症状が現れることがあるので，どんな変化が起こってもすぐに対応できるようにあらかじめ血管を確保しておきます．

6 前投薬

　必要に応じて，消化管運動抑制薬（胃の蠕動運動を抑えて粘膜を観察しやすくします．ブスコパン®やグルカゴン）や鎮静薬（ドルミカム®）を投与します．

　ただし，ブスコパン®などの抗コリン薬は心疾患，緑内障，前立腺肥大症の患者，グルカゴンは糖尿病，褐色細胞腫の患者には禁忌なので，事前に疾患の有無を確認することが重要です．

検査の実際

① 内視鏡を挿入

　潤滑ゼリー(スループロゼリー)をガーゼにとってスコープ全体に塗布したあと，舌面に沿って内視鏡の挿入を開始し，咽頭の状態を観察していきます．このとき検査中の医師に顔を向けようとして斜め上を向くと，咽頭部に唾液がたまりやすく誤嚥の危険が高くなるため，患者には真横か，やや下を向いてもらいます．

② 食道入口部通過

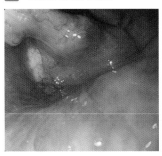

　食道入口部を通過するときに嘔吐反射が誘発されやすいので，患者には全身の力を抜いてリラックスし，ゆっくり呼吸するように声かけをします．

③ 食道通過

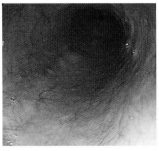

　患者には鼻からゆっくりと吸い込んで口からゆっくりと吐き出す「深呼吸・腹式呼吸」を続けてもらいます．また口の中に唾液がたまっても飲み込もうとせず，口の外にあふれ出るままにするようにしてもらいます．

④ 胃の通過

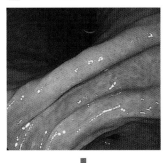

　内視鏡が胃に到達したらそのまま幽門輪まで進めます．このとき胃の伸展が起こるため，嘔吐刺激が増強して嘔吐反射が誘発されたり，お腹を圧迫されるような感覚が生じたりすることがあります．突然のことに患者は驚き不安になりますので，異常ではないことを伝えます．

5 **十二指腸球部の観察**

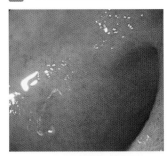

内視鏡を幽門輪から十二指腸球部へ進めて球部を観察します. 胃の観察は十二指腸の観察の後にします.

このとき「腹部に圧迫感を感じる時もある」と声かけします.

6 **十二指腸下行部・乳頭部の観察**

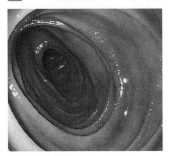 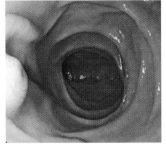

十二指腸下行部　　　　　十二指腸乳頭部

内視鏡を十二指腸下行部へ進めて下行部と乳頭部を観察します.

7 **胃の観察**

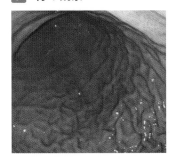

多量の空気を送り込んで胃を十分に膨らませてから観察します. 膨らませることで見えにくい粘膜面の観察が可能になりますが, 不快な膨満感が生じたり, 曖気 (げっぷ)が出そうになったりします. 前もって患者に伝え, 検査中にげっぷをすると胃の伸展が不十分となり観察ができなくなるため, なるべく我慢するようにお願いします.

8 **色素内視鏡検査**

小さく見えにくい病変を正確に診断するために, 色素を散布して組織を染色することがあります. 患者には検査の目的と必要性について声かけをして不安をやわらげるように努めます.

胃や十二指腸の染色にはインジゴカルミン (濃い青色)がよく用いられます (コントラスト法)(図10).

食道の染色にはルゴール (ヨード:赤褐色)がよく用いられます (反応法)(図11). 散布後に強い刺激性のために胸がやけるような痛みが出ることがあります

が，観察後，症状を緩和するためにチオ硫酸ナトリウム水和物（デトキソール®
静注液2g）などの中和剤を投与します．

　医師から色素を指示されたときに迷うことなくただちに準備できるよう，日
頃からそれぞれの取り扱い方やセッティングの手順，注意点などについて十分
に学び，習熟しておきましょう．

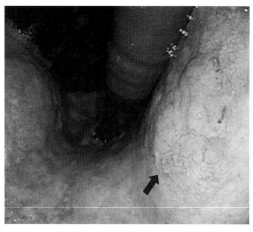

図10 ● 早期胃がんのインジゴカルミン染色像

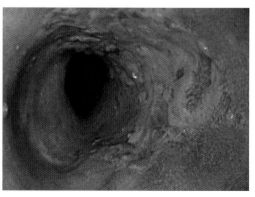

図11 ● 早期食道がんのルゴール染色像

Check out
the video below!

生検法

上部消化管内視鏡
抜去後の処置

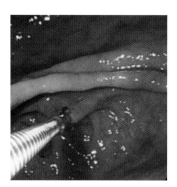

図12 ● 生検法

9　生検法

　悪性の可能性を否定できない場合は，内視
鏡に通した生検鉗子を使って細胞（検体）を採
取し，病理組織検査を行って診断することに
なります（図12）．日頃から生検鉗子の使用
法，検体の取り扱い方について十分に学び，
習熟しておきましょう．

10　内視鏡の抜去（図13）

　胃の中の空気を十分に吸引してから，ゆっ
くり内視鏡を引き抜きます．マウスピースを
はずし，口の中の唾液は飲み込まず吐き出し
てもらい，苦痛に耐えた患者にねぎらいの言
葉をかけます．

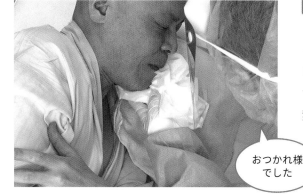

おつかれ様
でした

図13 ● スコープの抜去

11 検査後の安静

　鎮静を行った場合は，検査終了後，鎮静の程度によって1～2時間ほど安静にして，十分に覚醒しふらつかないことを確認してから，注意事項や検査結果の説明を行います．生検を行った場合は後日あらためて説明が行われます．

検査後の注意事項

消化管運動抑制薬

　前投薬として消化管運動抑制薬を使用した場合，ブスコパン®には口渇，目のかすみ，心悸亢進，頭痛，発疹，排尿障害など，グルカゴンには吐き気，頭痛，全身倦怠感，血圧低下などの副作用が現れることがあります．患者には，こうした症状は一過性のもので心配ないことを説明します．ごくまれに症状が改善されないことがありますが，そのような場合にはすみやかに医師に申し出るよう伝えます．

鎮静薬

　前投薬として鎮静薬を使用した場合，検査が終わっても眠気やふらつきがしばらく続き，判断力が低下することがありますので，検査当日の自動車・オートバイ・自転車などの運転は避け，飲酒も控えるよう伝えます．

麻酔薬

　麻酔薬を使用すると，1時間程度は喉や食道の麻痺が続きますので食事は控えるよう伝えます．この状態で食事をすると，飲食物が気管に入りむせて咳き込んだり，呼吸困難になったりすることがありとても危険です．1時間以上たったら含漱(うがい)や少量の水を飲んでみて，むせなければ飲食が可能になります．

送気による影響

　多量の空気を送り込んで消化管を膨らませて検査を行いますので，腹部膨満感(お腹の張り)やわずかな痛みが生じることがありますが，症状は一過性のもので徐々に治まること，また，げっぷやおならが出るとよくなることを伝えます．

色素

　胃や十二指腸にインジゴカルミンを散布して観察を行った場合，検査後に青色の尿や便が出ることがありますが，人体には無害で心配ないことを伝えます．

　食道にルゴール(ヨード)を散布して観察を行った場合，強い刺激性のために胸やけや胸痛が生じることがありますが，症状は一過性のもので，半日程度(数時間以内)で治まるので心配ないことを伝えます．

引用・参考文献

1.　椿　昌裕：はじめてでもやさしい内視鏡看護 内視鏡の検査・治療・看護，学研メディカル秀潤社，2014.

2. 超音波内視鏡検査
endoscopic ultrasonography：EUS

Check

- EUSの適応や特性を理解します.

- EUSは通常の検査より時間がかかるため，検査手順を把握し，医師との意思疎通によるスムーズな進行を意識しましょう.

- 検査中に患者が急激な体位変換を行わないように注意して介助します.

EUSとは

概要

　超音波内視鏡検査（endoscopic ultrasonography：EUS）とは，消化管，胆管，膵管などの内腔から超音波によって病変を観察し，病変の良性・悪性の鑑別，悪性疾患の壁深達度（がんが消化管壁にどの程度浸潤しているか）を判定するために行う検査です（図1，2）．悪性疾患では，消化管周辺のリンパ節腫大に関する情報も得られます.

　内視鏡機器と超音波探触子が一体化した超音波内視鏡専用機（図3）を使用する場合と，細径超音波プローブ（図4）を用いる方法があります．また，EUS画像のみの診断では限界があるため，病変，腹水，リンパ節などに対してEUS画像を見ながら穿刺して組織検査を行う超音波内視鏡下穿刺吸引法（endoscopic ultrasound guided fine needle aspiration：EUS-FNA）が行われる場合もあります．筆者の施設では，手術方法に大きく影響する症例を選択してEUSのみを施行しています.

適応

　EUSは通常内視鏡検査が可能であれば行える検査方法であり，下記のような疾患が適応となります.
- 消化管：食道がん，胃がん，大腸がんの壁深達度診断，他臓器への浸潤，リンパ節転移診断，粘膜下腫瘍診断，食道静脈瘤など
- 胆嚢・膵臓：胆道系腫瘍の診断と壁深達度診断，他臓器への浸潤，リンパ節転移診断，胆石症，総胆管結石症，膵がんの進展度診断，慢性膵炎など

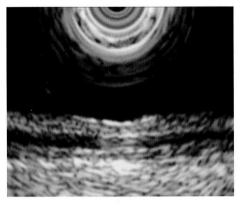

図1 ● EUSによる正常食道壁像

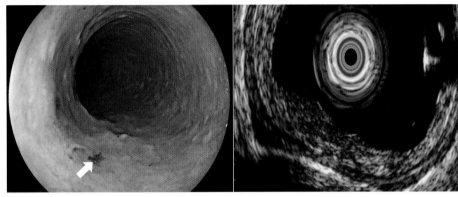

図2 ● 早期食道がん（左）とEUS画像（右）

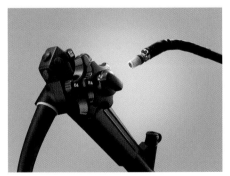

図3 ● 超音波内視鏡専用機
（オリンパス GF-UM2000）
（写真提供：オリンパス株式会社）

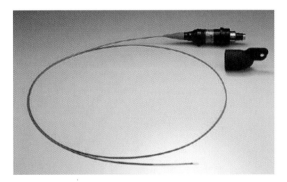

図4 ● 細径超音波プローブ

禁忌

　施行禁忌な状態は，重篤な呼吸器疾患，循環器疾患を有し，全身状態が不良
である場合，イレウス，消化管穿孔例などです.

検査手順

1 脱気水（溶解している気体を取り除いた水）を準備し，上部・下部内視鏡検査に準じた前処置を行います.

Point
● 検査時間が長い場合があり，鎮静薬を使用することが多い.
● 副交感神経遮断薬（抗コリン作用薬，抗コリン薬）も通常より多く使用することがあるので，患者には説明を十分に行う.

2 スコープを挿入します. EUS専用装置を使用する場合は専用機を挿入し，細径超音波プローブを用いる際には通常の上部・下部内視鏡を挿入して検査を行います.

3 上部・下部消化管では脱気水を食道内・胃内あるいは大腸内に充満させてから行う脱気水充満法（**図5**）と，脱気水を消化管内に充満させずに超音波探触子にバルーンを被せたあと（**図6**），バルーンに脱気水を注入させてから行うバルーン法があります.

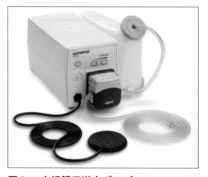

図5 ● 内視鏡用送水ポンプ（オリンパス OFP-2）
（写真提供：オリンパス株式会社）

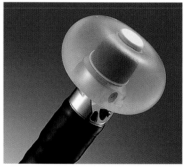

図6 ● バルーンを装着した状態（オリンパス GF-UE260）
（写真提供：オリンパス株式会社）

4 胆膵の検査では，専用機を用いたバルーン法で行われることが多く，その場合は上部消化管内視鏡検査の介助法と大差はありません. 細径超音波プローブを用いて胆・膵管腔内超音波内視鏡（intraductal ultrasonography：IDUS）で行う場合は，X線透視下で内視鏡的逆行性胆道造影を行ったのち経乳頭的にアプローチする方法と，経皮経肝胆道ドレナージの経路を利用して行われる方法があります. その場合，胆道内には胆汁があるため，脱気水を注入させる必要はありません. 透視下でプローブの位置を確認しながら撮影を行います.

5 偶発症に関しては，通常内視鏡検査と同様ですが，出血，穿孔が最も重篤です. 検査中・後の患者の訴えや状態に十分に注意する必要があり，異常だと判断した場合にはすみやかに検査医師に報告します.

6 超音波内視鏡下穿刺吸引法（EUS-FNA）は，検査としての難易度はかなり高いと判断されるため，筆者の施設では日常診療としては行っておらず，

必要と判断した場合には熟練の検査医師が勤務する施設に紹介するようにしています．詳細は「消化器内視鏡ハンドブック改訂第2版」[1]を参照して下さい．

EUSのケア

準備機器・物品

- 超音波内視鏡専用機，超音波観測装置，通常内視鏡診断装置，2チャンネルスコープ，細径超音波プローブ，脱気水注入装置，バルーン，記録装置
- 鎮静薬，鎮痙薬，鎮痛薬，拮抗薬
- 吸引器，酸素，X線プロテクター
- その他，上部・下部消化管内視鏡検査に準じた物品，急変時に対応した救急カートなど

検査前のケア

①起こりうる偶発症や発症のリスクについて，十分なインフォームド・コンセントが必要です．以下を説明し，同意書を取得します．
- 予定の検査手技
- 脱気水充満法による誤嚥の可能性
- 細径超音波プローブ挿入によって起こりうる損傷や胆汁による逆行性感染から胆管炎や膵炎を起こす危険性
- その他の偶発症とその発生頻度（穿孔，出血で輸血や緊急手術が必要となる可能性について）

②患者本人をID番号やフルネームにより確認します．

③鎮静薬を用いる場合は患者の全身状態を観察します．

> (!) Point　呼吸抑制が起こることがあるため，必要時は対応処置をとることを説明する．

④必要な機器・物品の準備および点検を行います．

> (!) Point
> - 内視鏡では，吸引，アングルのかかり具合，光源の状態などを確認する．
> - 超音波観測装置では，画像の記録が正しく行われるかを確認する．

⑤点滴ルートを確保します．

⑥前処置を行います．
- 排尿済みであることの確認，眼鏡，義歯，装飾品ははずしてもらう．
- 既往やアレルギーなどを問診し，患者のバイタルサインをチェックする．

- 下部消化管内視鏡検査のときは，下部内視鏡検査に準じた前処置を行う．

 残便や腸液が多量に残っていると検査の妨げとなる．必ず確認する必要がある．

- 患者の緊張をほぐし，咽頭麻酔を行う（医師の指示）．

 専用機が使われる場合は，先端硬性部が長いために咽頭麻酔は十分に行う必要がある．

- 検査台に移動し，左側臥位とし，マウスピースを軽くかんでもらう．
- 鎮静薬が投与されることが多い．その場合は緊急時に備えて拮抗薬，救急カートを準備する．
- 鎮静効果を確認し，バイタルサインに変化のないことを確認後，検査開始となる．

⑦感染防止のために防水エプロン，サージカルガウン，マスク，ゴーグル，グローブを装着します．

検査中のケア

①動脈血酸素飽和度，自動血圧計などのモニター類を装着します．

 酸素吸入や吸引の準備をしておく．

②患者を左側臥位または仰臥位にして検査を開始します．
③医師がスコープを挿入します．

 ● バイタルサインの変化に注意して観察する．
● 脱気水を用いる場合は，脱気水を多量に使うため，検査中の補充に留意する．

④食道内・胃内に脱気水を充満させて検査する場合は，誤嚥のおそれがあります（**図7**）．観察を通常の内視鏡検査より慎重に行います．また，嘔吐反射を誘発するとさらに誤嚥の原因となります．呼吸状態の変化に注意し，吸引を十分に行うことが重要となります．

⑤直腸内脱気水充満法で検査を施行する場合は，患者は排便が促されるので，過剰に緊張します．検査医師との意思疎通を十分に行いながら，患者に排便をこらえさせるような声かけを行います．

 ● 脱気水充満法では，上部・下部ともに病変を確実に水没させる必要があり，通常の内視鏡検査より頻繁に体位変換が必要となる場合がある．
● 患者が急激な体位変換を行わないように注意し，適度な体位を検査医師の求めに応じて穏やかに行えるように介助する．

⑥バルーン注入法で行う場合は，バルーンに損傷がないか検査前に確認する必要があります．

⑦EUSは通常内視鏡検査より時間がかかり，患者に忍耐を求める場合が多いです．したがって，鎮静薬，副交感神経遮断薬の使用量が増すので，頻繁に声かけを行い，検査医師との意思疎通がより緊密に行われるように心がけます．

⑧出血，穿孔などの偶発症にも注意が必要です．

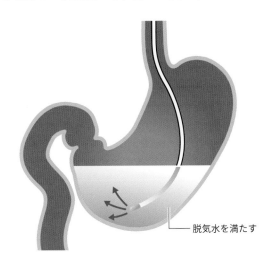
脱気水を満たす

図7 ● 脱気水充満法
食道や胃など検査を行う部位に直接脱気水を溜めて検査を行う．

検査後のケア

①覚醒状態，動脈血酸素飽和度を医師に報告し，回復室に移動します．

②2時間の安静後，意識状態，ふらつきの有無を確認します．

Point　安静時間内のトイレ移動には，転倒予防のために必ず付き添う．

③医師の指示により帰宅となります．転倒などに十分気をつけるように説明します．

④細径超音波プローブを用いてIDUSを行った場合は，急性膵炎や胆管炎などの合併症が起こる可能性があります．以下の徴候がみられた場合には，すぐに連絡するように説明します．

Point　急性膵炎の症状には，持続する上腹部痛（背中を丸めると痛みが和らぐのが特徴），腹部膨満，悪心・嘔吐，発熱などがある．胆管炎については p.123参照．

引用・参考文献

1.　日本内視鏡学会監修：消化器内視鏡ハンドブック改訂第2版，p.119-132，日本メディカルセンター，2017.

3. 下部消化管内視鏡検査

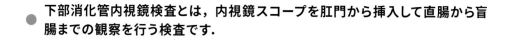

- 下部消化管内視鏡検査とは，内視鏡スコープを肛門から挿入して直腸から盲腸までの観察を行う検査です．

- 大腸の構造と下部消化管内視鏡検査を必要とするおもな疾患を理解します．

- 患者説明の際は検査の目的と，前日・当日・検査後の注意事項を伝えます．

下部消化管内視鏡検査とは

概要

　肛門から直腸，結腸にスコープを挿入し，病変部の観察と撮影を行う検査です．

適応

　下部消化器内視鏡検査では，希望者，下血・腹痛・排便障害などの有症状者，便潜血反応陽性者，注腸検査で異常指摘を受けた者，治療後の経過観察者，炎症性腸疾患などが適応となります．

禁忌

　急性腹膜炎，腸閉塞，消化管穿孔，中毒性巨大結腸症，全身状態不良，検査の同意が得られない場合が禁忌となります．
　また，腹部大動脈瘤症例，妊娠中，あるいは重篤な炎症性腸疾患，腹部手術後の癒着既往症例などは相対的禁忌となります[2]．

大腸の構造とおもな疾患

大腸の構造

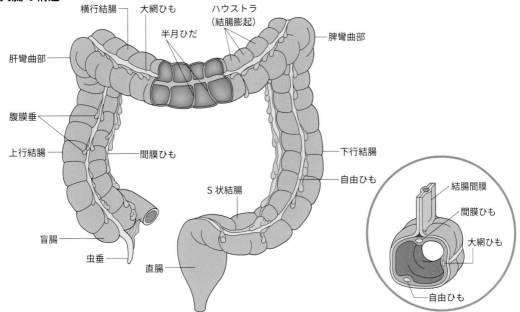

- ● 大腸は，全長約1.5〜2mの長さで，間膜ひも，大網ひも，自由ひもの3列の結腸ひもを有しているのが特徴である．
- ● 大腸は，盲腸，結腸（上行結腸，横行結腸，下行結腸，S状結腸），直腸の3つに分けられる．

大腸のおもな疾患

下部消化管内視鏡検査を必要とする大腸のおもな疾患は以下のとおりです．

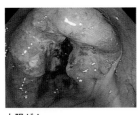
大腸がん

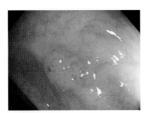
大腸ポリープ

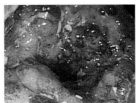
潰瘍性大腸炎

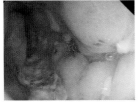
クローン病

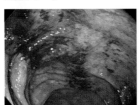
虚血性腸炎①

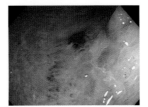
虚血性腸炎②

準備機器・物品

- 内視鏡システム一式，大腸電子スコープ，二酸化炭素送気装置
- 処置具（生検鉗子）
- 薬剤
  前投薬：ピコスルファートナトリウム水和物（ラキソベロン®），センノシド（プルゼニド®），電解質配合（ニフレック®，ムーベン®）
  鎮痙薬：ブチルスコポラミン臭化物（ブスコパン®），グルカゴン（グルカゴンGなど）
  鎮静薬：ジアゼパム（ホリゾン®，セルシン®），ミダゾラム（ドルミカム®）
  色素剤：インジゴカルミン，クリスタルバイオレット
- 患者監視モニター，経皮的動脈血酸素飽和度（SpO_2）モニター

検査手順

1. スコープ挿入の前に直腸診を行います．
2. 肛門からスコープを挿入し，直腸→S状結腸→下行結腸〜脾彎曲部→横行結腸→肝彎曲部〜上行結腸→盲腸と進めていきます．
3. スコープを抜きながら，観察・撮影を行います．
4. 必要に応じて，色素散布，組織の生検を行います．
5. 検査終了後，スコープを抜去します．

下部消化管内視鏡検査のケア

検査当日までの患者指導

　検査が決定したら，検査の目的とともに，検査前日，当日，検査後の注意事項を患者に説明します．

検査前日

- 夕食は注腸検査食，または残渣の少ない食事をとってもらい，20時以降の食事は禁止とします．
- 飲水は検査当日まで可能です．
- 常用薬は抗凝固薬については，処方した医師，医療機関と休止について相談します．糖尿病薬については，服用中止とします．降圧薬は服用を継続して，整腸薬，下剤などは休止とします．
- 就寝前に下剤のピコスルファートナトリウム水和物（ラキソベロン®）やセン

ノシド（プルゼニド®）を2錠服用してもらいます.

検査当日

- 食事は引き続き禁止のため，朝食はとらないようにしてもらいますが，飲水は可能です.
- 検査施行前には患者の状態，服薬情報などをできるだけ詳細に問診します. 患者の高齢化に伴い，本人の自覚がないままに抗凝固薬を長期に服用しているケースが多くみられます. 服薬内容が不明の場合には，家族への問診，服薬手帳のチェックが必要です.

前処置

電解質配合（ポリエチレングリコール含有：ニフレック®配合内用剤やムーベン®配合内用液）を内服してもらいます. 洗浄液は2,000mLを2時間かけてゆっくり服用してもらいます.

服用後1時間程度で排便があり[1]，排便状況をチェックシートで確認します（**図1**）. 固形便の排泄がつづく場合には，検査担当医師に追加指示の必要性を問い合わせます.

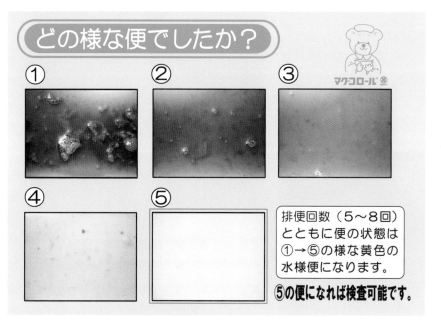

図1 ● 排便チェックシート（堀井薬品工業）

検査室入室後の手順

1 入室

　検査室に案内したあと，患者の氏名，生年月日，検査目的を確認します．インフォームド・コンセントを確認し，必要があれば補足の説明を行います．問診票で基礎疾患（心疾患，緑内障，前立腺肥大，糖尿病，喘息，アレルギー）の有無を確認します．

　また，金属製のアクセサリー類や金属部分のある下着ははずしてもらい，検査着に着替えてもらいます．

Check out
the video below!

検査体位への変換
（下部消化管内視鏡検査）

2 体位をとる（図2）

　検査ベッドに左側臥位，あるいはシムズ体位をとってもらいます．股関節と膝関節を軽く屈曲してもらいます．

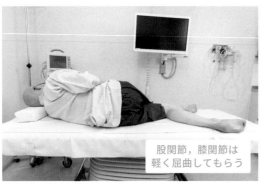

股関節，膝関節は
軽く屈曲してもらう

図2 ● 検査体位（左側臥位）

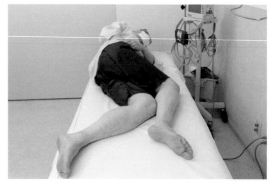

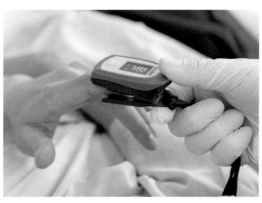

図3 ● パルスオキシメーターの装着

3 血管確保

　鎮静薬を投与する場合は，急変にも対応できるように血管確保を行います．

4 モニタリング装置の準備（図3）

　検査中の循環・呼吸状態の変動に対応するため，心電図，パルスオキシメーターを準備しておきます．鎮静薬を使用する際は，必ずモニタリング装置を患者に装着します．

5 前投薬

　副交感神経遮断薬や鎮静薬を投与するか否かを検査の医師に確認し，投与する場合にはまず仰臥位[3]で行います（**図4**）.

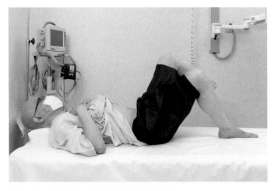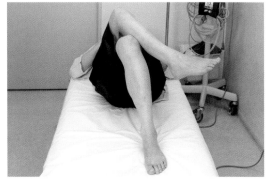

図4 ● 検査体位（前投薬がある場合）

検査の実際

検査中の介助

1 内視鏡を挿入・直腸通過

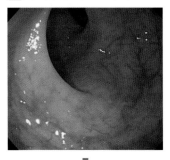

　患者に全身の力を抜くように話します.挿入前に潤滑剤を肛門管に塗布し，直腸診を行います.

Check out
the video below!

下部消化管内視鏡検査

2 S状結腸通過

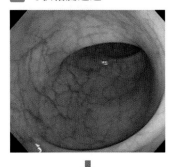

　S状結腸の通過終了までは疼痛を伴うことがあります．鎮静薬投与時には呼吸状態や酸素分圧をつねにチェックしながら，できるだけ身体の力を抜くように声かけをします.

③ 下行結腸〜脾彎曲部通過

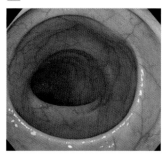 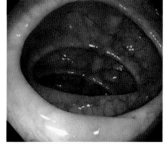

下行結腸　　　　　　　　　　　脾彎曲部

　仰臥位にするとS状結腸がたわみにくく，スコープを進めやすくなるため，必要に応じて用手圧迫法などの介助を行います．内視鏡がどの程度挿入されているのかを，医師に可能なかぎり確認し患者に伝達すると，患者の気分は幾分落ち着きます．

④ 横行結腸通過

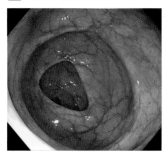

　腸管がたるみやすい部分です．用手圧迫法などの介助を行います．

⑤ 肝彎曲部通過

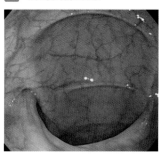

　必要に応じて用手圧迫法などの介助を行います．

6 上行結腸通過

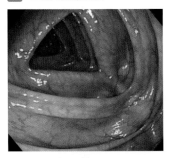

　もう少しで盲腸へ到着することを患者に伝えます．用手圧迫法などの介助を行います．

7 回腸末端到着

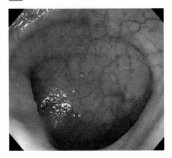

　腹式呼吸をしてもらいながら，ビデオスコープを進めていきます．

8 盲腸

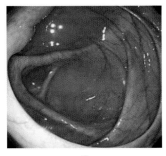

　ここからスコープを抜きながら観察していくことを患者に伝えます．

9 肛門内反転

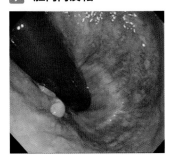

　肛門部はスコープを反転させて観察する場合があります．違和感を感じるかもしれないことを説明し，力を抜くように伝えます．

第2章　内視鏡検査とケア

Point

- 疼痛が強く，患者の忍耐が限界に近いと考えられた際には，医師に正確に伝える．挿入困難症例であればあるほど，患者の苦痛が増すなか，医師は挿入手技に過剰に集中し，周囲に気を配れないことがある．強い口調で検査終了を迫ることは避けるべきだが，患者の苦痛については医師に正確に伝える必要がある．
- 時には，どうしても回腸末端あるいは盲腸まで挿入させることが必要な症例もある．検査オーダーに記載された検査目的を把握し，医師とのコミュニケーションを通常から良好に保つ必要がある．
- 検査施行中，つねに排ガスは可能であることを声かけする．

検査後の介助

　スコープ抜去後は，肛門や肛門周囲の汚れをていねいに拭き取ります（**図5**）．

　検査終了後は，排ガスのために患者をトイレに案内します．検査時間が長時間になり，送気量が多くなると，血圧の低下や呼吸困難をきたすことがあります．

　また，鎮静薬の追加投与がなされた場合にも，検査後の呼吸状態を慎重に観察します．鎮静薬投与後は1時間から1時間30分程度は院内で安静にしてもらい，可能なかぎり自動車の運転は控えてもらいます．

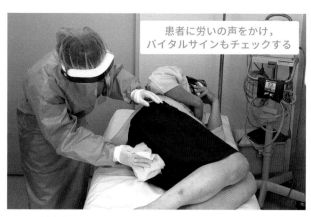

図5 ● 検査後は肛門や肛門周囲の汚れをていねいに拭き取る

検査終了

　検査終了に伴う手続きが終了したら，次回の診察日を伝え，帰宅してもらいます．筆者の施設では，原則として検査当日の午後に外来担当医師の診察を受けてもらうようにしています．

用手圧迫法

　大腸内視鏡挿入時に内視鏡が進みにくい場合，結腸がたわむ部分や内視鏡の先端を対外から腹壁を押さえて内視鏡を進みやすくする方法です．筆者の場合恥骨上，上腹部正中，右上腹部を状況に応じて押さえるようにしています．

　恥骨上や上腹部正中は背部へ圧迫するように行い，恥骨上の圧迫はS状結腸が超えにくい場合，上腹部正中は横行結腸がたわんでいると思われる場合に行います．右上腹部は頭側へ圧迫する場合と尾側に圧迫する場合があり，横行結腸肝彎曲部を超える事が困難な時に行うようにしています．まれに左右の側腹部を同時に挟み込むように圧迫する事もありますが，内視鏡がN型のループを形成していると思われる場合に行います．

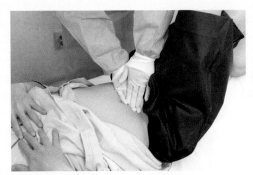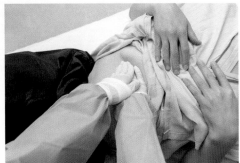

用手圧迫法の様子

引用・参考文献

1.　椿　昌裕，安藤昌之：ビジュアル早期大腸癌内視鏡診断，p15-16，学研メディカル秀潤社，2013.
2.　椿　昌裕，安藤昌之：ビジュアル早期大腸癌内視鏡診断，p17-22，学研メディカル秀潤社，2013.

第2章　内視鏡検査とケア

4. 内視鏡的逆行性胆管膵管造影
endoscopic retrograde cholangiopancreatography:ERCP

Check

- 内視鏡を用いて胆管や膵管に造影剤を注入し，X線造影することで胆道，膵臓などの疾患を診断します．

- 検査の際はPPEの着用に加え，放射線防護具を必ず身につけます．

- 偶発症のリスクがあるため，検査当日は緊急時の対応に備えます．

ERCPとは

概要

　内視鏡的逆行性胆管膵管造影（endoscopic retrograde cholangiopancreatography:ERCP）とは，内視鏡（十二指腸スコープ）を口から挿入し，食道・胃を経て，胆管と膵管が合流する十二指腸乳頭部（ファーター乳頭）まで進めて開口部からカニューレ（細い管）を差し込み，カニューレを通して胆管や膵管に造影剤を注入してX線造影をすることによって，腫瘍，結石，炎症や狭窄・閉塞などの異常を評価するための検査（診断的ERCP）で，この技術を応用したさまざまな治療（治療的ERCP）も行われます（**図1**）．

　ERCPは検査時間が長くなる場合もあり，また急性膵炎などの合併症も心配され，治療に移行する場合も多いので入院のうえ検査を施行するようにしています．近年,急速に普及してきた非侵襲で安全性の高い磁気共鳴胆管膵管造影（magnetic resonance cholangiopancreatography:MRCP）に移行しつつもあります．ただし，MRCPで確定診断ができず細胞・組織を採取して病理診断が必要な場合や治療を目的とする場合，ERCPはきわめて有用性が高い技術です．

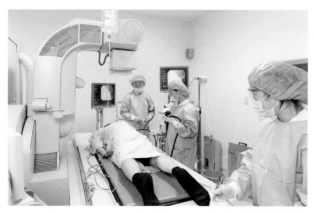

図1 ● ERCPの全体像

適応

①膵臓の疾患：膵臓がん，嚢胞性疾患，慢性膵炎，輪状膵　など

②胆道の疾患：胆管がん，胆嚢がん，胆道胆石症，胆管狭窄，膵管・胆管合流異常　など

③乳頭部の疾患：乳頭部がん，乳頭機能不全　など

　腫瘍の良悪性の確定診断は，胆汁・膵液細胞診，ブラシ擦過細胞診，生検（組織診）を併用して行います．

禁忌

　ERCPの禁忌は，主として以下の症状がある患者です．

①急性膵炎の急性期の患者（ただし，急性胆管炎や胆石性膵炎などは緊急ERCPの適応）

②慢性膵炎の急性増悪期の患者

③全身状態が著しく不良な患者

④食道，胃，十二指腸の狭窄により内視鏡挿入が困難な患者

⑤造影剤過敏症（アナフィラキシーショック）の既往がある患者

検査手順

1 消化管ガス駆除薬，表面局所麻酔薬を経口投与後，腹臥位（腹ばい）となり，顔を右側に向けた状態を保持し，マウスピースを装着します．

- 施設によっては，左側臥位（左側を下にして横向きになる）でスコープを挿入し十二指腸球部まで進め，その後，腹臥位に変換してから検査をすることがあるため，静脈確保は右手にしておくほうがよい．
- 左側臥位をとるときは，あらかじめ左手を背部にまわしておくと，腹臥位に変換しやすい．

2 検査開始5～10分前に筋注または直前に静注で鎮痙薬を投与します．消化管の蠕動運動が抑制され，スコープの操作性が向上し造影や組織採取がスムーズに行えるようになります．必要に応じて，スコープ挿入時の疼痛を緩和するために鎮静薬を投与することがあります．

- 鎮痙薬としてブチルスコポラミン臭化物やグルカゴンなどが用いられる．
- ブチルスコポラミン臭化物などの抗コリン薬は狭心症・心筋梗塞・心不全などの心疾患，緑内障，前立腺肥大症，グルカゴンは糖尿病，褐色細胞腫には禁忌であり，事前にこれらの疾患の有無を確認することが重要である．

3 経口的に十二指腸ファイバースコープを挿入します（図2）．

十二指腸スコープ（後方斜視鏡）は通常の内視鏡（前方直視鏡）と異なり，視野方向が後方斜視となっており，十二指腸乳頭部を正面やや肛門側から見上げるようにして観察することができる．

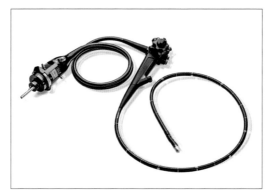

図2 ● 十二指腸スコープの全体像
（オリンパス TJF-Q290V）

（写真提供：オリンパス株式会社）

4 食道，胃を経由して十二指腸に到達したら，十二指腸乳頭部が正面視できるようにスコープの位置を調整し，乳頭の開口部を確認します．造影剤を満たしたカニューレを開口部に挿管して，胆管または膵管に造影剤を慎重に注入します（**図3，4**）．

造影剤の膵管内注入や挿管による刺激が膵管内圧の上昇を惹起すると膵炎を発症するリスクが高まるので，造影剤の量や圧に十分留意して慎重に注入することが重要である．

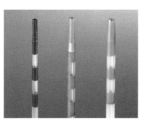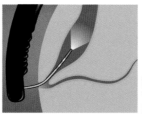

乳頭から造影用カニューレを挿入し，胆管および膵管に造影剤を注入する．

図3 ● 造影用カニューレ（左）とERCP造影の模式図（右）

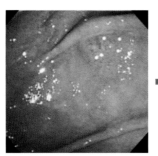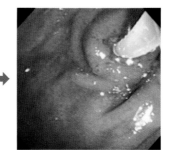

①乳頭部 ②カニューレ挿入

図4 ● ERCPの実際例

5 胆管や膵管の造影後（検査や治療を行った場合はその後），慎重にスコープ
を引き抜きます．

Point

● 咽頭が麻痺した状態では口の中にたまった唾液をうまく飲み込め
ず誤嚥を引き起こすことがあるため，口の外にあふれ出させるよう
にして検査を行う．
● そのため，検査後は口腔内を洗浄し口のまわりについた唾液を拭き
取るなどのケアを行う．

ERCPのケア

準備機器・物品

● 十二指腸スコープ（後方斜視鏡），内視鏡用光源，内視鏡モニター，X線
装置，X線TVモニター
● 医療用潤滑剤（スループロゼリー）
● モニタリング装置（心電計，パルスオキシメーター，自動血圧計など）
● 造影用カニューレ，ガイドワイヤー
● マウスピース，安楽枕，バスタオル，ガーグルベースン，生理食塩液，
ガーゼ
● ディスポーザブル注射器・注射針，消毒用アルコール綿
● 消化管ガス駆除薬：ジメチコン（ガスコン®ドロップ内用液2%）など
● 表面局所麻酔薬：リドカイン塩酸塩（キシロカイン®ビスカス2%，ポンプ
スプレー 8%）など
● 鎮痙薬：ブチルスコポラミン臭化物（ブスコパン®注），グルカゴン（グル
カゴンGノボ注射用1mg）など
● 鎮静薬：ミダゾラム（ドルミカム®注射液）など
● 拮抗薬：フルマゼニル（アネキセート®注射液），ナロキソン塩酸塩（ナロ
キソン塩酸塩静注0.2mg）など
● 造影剤
● 個人用防護具（PPE），放射線防護具
● 救急カート　　など

検査前のケア

インフォームド・コンセント

検査を始める前に，以下に示すERCPの目的，内容，危険性などについて説
明文書を用いてていねいに説明し，患者が十分に納得したうえで同意署名を得
ることが必要となります．

第2章　内視鏡検査とケア

①病名と病態

②ERCPの必要性・有効性・目的・画像所見・病期　など

③ERCPの内容

・検査にあたって：前日夜の9時以降は絶食（禁酒，禁煙），当日は絶飲食（禁酒，禁煙）　など

・方法：ERCP，細胞診，治療的ERCP　など

④ERCPに伴う危険性（偶発症）とその発生率と死亡率

⑤偶発症発生時の対応

⑥代替可能な医療行為とそれに伴う危険性とその発生率

⑦医療行為を行わなかった場合に予想される経過（予後）　など

全身状態の把握

問診や検査を行い，患者の全身状態を正確に把握します.

①既往歴，合併症，薬剤アレルギー（歯の治療などの局所麻酔で気分が悪くなったことがある，造影剤に対する過敏症の既往がある　など）の有無

②狭心症・心筋梗塞・心不全などの心臓病，緑内障，前立腺肥大症，糖尿病などの基礎疾患の有無

③血液をサラサラにする薬（抗凝固薬）や血液を固まりにくくする薬（抗血小板薬）の内服の有無

④血液検査（血算・生化学・凝固能・感染症），胸腹部X線検査，心電図検査の実施

本人確認

患者に姓名，生年月日，年齢をたずね，さらにID番号によって本人であることを確認します.

前処置

本人確認ができたら，以下の手順で検査の前処置を行います.

①急変時対応のために血管を確保し，膵炎予防を目的としたプロテアーゼ阻害薬（ナファモスタットメシル酸塩など）を投与します.

②心電計，パルスオキシメーター，自動血圧計などの装置を装着してモニタリングを開始します.

③消化管ガス駆除薬（ジメチコン［ガスコン®ドロップ内用液］）を10mLの水とともに経口投与します.

④表面局所麻酔薬（リドカイン塩酸塩［キシロカイン®ビスカスやスプレーなど］）で咽頭麻酔を行います.

⑤検査台の上で仰臥位（あお向け）になってから腹臥位に体位を変換し（**図5**），顔を右側に向けてマウスピースを装着（その際，腹圧がかかりやすい腹臥位による苦痛をできる限りやわらげるために安楽枕を置いたりバスタオルをは

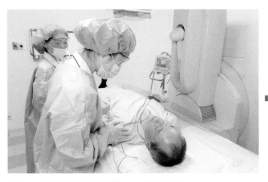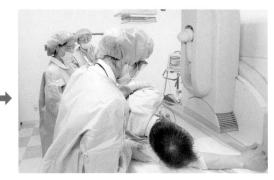

図5 ● 仰臥位から腹臥位への体位変換

さんだりするなどの工夫をします）.

⑥消化管運動を抑制する鎮痙薬，必要に応じて疼痛を緩和する鎮静薬（ミダゾ
ラム［ドルミカム®注射液］など）を投与します.

Point

- 軽くタッチングしながら患者の名前を呼んで，十分な鎮静が得られて
いるか（患者の意識がもうろうとしているか）を確認し，不十分であれ
ば追加投与を行う.
- 鎮静薬により呼吸抑制や血圧低下などの副作用が現れることがあり，
急変時すみやかに酸素投与できるように，あらかじめ鼻腔カニューレ
を挿管しておく.
- 覚醒遅延が起こる可能性があることを考慮して，フルマゼニル（アネ
キセート®注射液），ナロキソン塩酸塩（ナロキソン塩酸塩静注）などの
拮抗薬を用意する.

感染制御・放射線被ばく予防

　医師，看護師，技師は検査中の感染制御を目的として手袋，マスク，防水エ
プロン，ガウン，眼を十分におおえるゴーグルやフェイスシールドなどの個人
用防護具（personal protective equipment：PPE），放射線被ばく予防を目的と
して放射線防護具を必ず身につける.

検査中のケア

モニタリング

　検査中はつねに全身状態をモニタリングし，経時的に記録する必要がありま
す.

Point

- 看護師は，医師は検査に集中しているため患者の全身状態の把握が遅れ
る可能性があることを念頭に置いて，経皮的動脈血酸素飽和度（SpO_2），
血圧，脈拍などのバイタルサインにつねに気を配る必要がある.
- 急変時には医師，看護師，技師が相互に連携してすみやかに処置にあたる.

脱抑制による体動

鎮静により脱抑制（アルコールや薬物などで神経系の活動が抑制されることにより脳の抑制機能が失われ感情や欲求が抑えられなくなった状態）となり，激しい体動がみられた場合は検査の継続が困難となるので，以下に示す方法によってコントロールします．
①全身状態をモニタリングしつつ鎮静薬を追加投与
②拮抗薬を投与して患者を覚醒させ，動かないよう声をかけて励ましながら検査を継続
③上記①②のいずれも困難な場合には介助者を増やして体動を抑制

造影

内視鏡モニターで十二指腸乳頭部（ファーター乳頭）を正面視しながら胆管または膵管にカニューレが挿入され，医師の指示のもと，慎重に造影剤を注入してX線造影を行います．

> **Point** カニューレに気泡が残っていると，造影剤を注入する際に胆管や膵管に気泡を送り込んでしまい，「結石」と区別できなくなることがあるため，あらかじめフラッシュして気泡を除去しておく．

治療的ERCP

病変を発見した場合，その状態に応じて，検査のための生検・細胞診，内視鏡的乳頭括約筋切開術（EST）（p.39），内視鏡的胆道ドレナージ（EBD），内視鏡的逆行性胆管ドレナージ（ERBD）（p.112），内視鏡的経鼻胆管ドレナージ（ENBD）（p.120），総胆管結石治療（内視鏡的採石術，砕石術）などの治療的ERCPに移行することがあります．

> **Point**
> ● ESTでは高周波電流が通電するナイフ（パピロトーム）を用いるため，使用する前に患者の身体に対極板（感電を防ぐアースの役割をするシール状のもの）が貼付されていることを必ず確認する．
> ● どのような治療的ERCPに移行するかを予測し，すみやかに鎮静の程度・全身状態をモニタリングし，異常がないことを医師に報告するとともに急変時の対応にも備える．

スコープの抜去

造影後（検査や治療を行った場合はその後），慎重にスコープを引き抜き，マウスピースを取り外します．その際，口腔内にたまった唾液の誤嚥によって肺炎を合併する危険性があるため十分に注意し，必要に応じてたまった唾液を吸引します．

検査終了

　軽くタッチングしながら患者の名前を呼んで，覚醒を促します．十分に覚醒していることを確認できたら検査が終わったことを伝え，ねぎらいの言葉をかけます．

鎮静による呼吸抑制，血圧低下，覚醒遅延などの症状が残る場合は，必要に応じて拮抗薬が投与されることがある．

検査後のケア

移動

　全身状態をモニタリングし，異常がないことを医師に報告してから病棟に移動します．

　病棟看護師には，①検査内容，②結果と今後の方針，③使用薬剤，④検査中のバイタルサインの変化，⑤検査中の指示変更の有無，⑥検査中のエピソードの有無などの申し送りを行います．

安静

　検査台からストレッチャー（または車椅子）に移乗して帰室し，患者をベッドに移乗します．

　安静にしている時間，絶飲食解除の時刻，内服薬の指示などを医師に確認し，患者に十分に説明します．

● ベッドに移乗したら，①呼吸数・脈拍・血圧・体温，②意識レベル，③腹痛・胸痛・背部痛などの疼痛や腹部膨満感，④悪心・嘔吐の有無などを確認する．
● 可能なかぎり偶発症の発生を抑えるために，検査後はベッドでの十分な安静が重要である．患者が安静にしていられるように，なんらかの症状があるとき，援助や介助などを必要とするときは，いつでも遠慮なくナースコールで呼び出してよいことを伝える．

偶発症（副作用）

　偶発症（副作用）の診断をするために，検査終了2時間後に血液検査を行います．検査当日は以下に示す偶発症のリスクがあるため，緊急時の対応に備えます（救急カートの準備）．

①ERCP関連手技による偶発症

・急性膵炎

　高頻度に起こり死亡例もあるため，早期に診断し迅速な対応が重要です．検査・治療後に血清アミラーゼやリパーゼなどの膵酵素を測定し（高値は膵炎を示唆する所見），腹痛・背部痛，悪心・嘔吐などの症状の有無を確認し，慎

重な観察が必要です.

・消化管穿孔

　　検査中の強い嘔吐反射や咳嗽反射，強引なスコープ操作などが原因で起こります．強い腹痛，腹部膨満感，皮下気腫などの症状の有無を確認し，バイタルサインを注視しながら慎重な観察が必要です.

・出血

　　治療的ERCP（ESTなど），強引なスコープ操作，生検組織採取，嘔吐反射などによって惹起されます．ヘモグロビン値を確認し，便性状の変化を慎重にモニタリングします.

・誤嚥性肺炎

　　検査中に唾液や嘔吐したものなどの誤嚥により発症します．死亡例もあり，呼吸状態，体温などの変化に十分に注意し，胸部X線画像などの所見をもとに早期の発見に努めることが重要です.

②薬剤（鎮痙薬・鎮静薬・麻酔薬・造影剤）による副作用

・アナフィラキシーショック

　　事前に使用薬剤に対する過敏症の既往歴を聴取することが大切です．悪心・嘔吐，悪寒，皮膚蒼白，血圧低下，呼吸抑制，気管支攣縮，浮腫，血管浮腫，意識レベルの低下などの症状の出現に留意し，バイタルサインを注視しながら慎重な観察が必要です.

＊

その他の重大な副作用が生じる可能性もあるため，わずかな変化をも見逃さないように気を配り，注意深く観察することが重要です.

引用・参考文献

1.　日本消化器内視鏡学会：消化器内視鏡ハンドブック改訂第2版，日本メディカルセンター，2017.
2.　糸井隆夫編：胆膵内視鏡の診断・治療の基本手技，羊土社，2008.
3.　椿　昌裕：はじめてでもやさしい内視鏡看護 内視鏡の検査・治療・看護，学研メディカル秀潤社，2014.

第3章

内視鏡治療と
ケア

Contents

内視鏡的粘膜切除術（EMR）	p.74
内視鏡的粘膜下層剥離術（ESD）	p.81
内視鏡的硬化療法（EIS）／内視鏡的静脈瘤結紮術（EVL）	p.90
内視鏡的食道拡張術	p.99
ポリペクトミー	p.108
内視鏡的逆行性胆管ドレナージ術（ERBD）	p.112
内視鏡的経鼻胆管ドレナージ術（ENBD）	p.120
経皮内視鏡的胃瘻造設術（PEG）	p.124
内視鏡的止血法	p.134

1. 内視鏡的粘膜切除術
endoscopic mucosal resection：EMR

● EMRの概要・適応・禁忌・手技手順を理解します.

● 病変部が十分にliftingしない場合は,無理をせずに断念することもあります.

● 治療時間は通常,内視鏡検査より長くなるので,より多く患者への声かけを行い,不安感をできるかぎり和らげる努力をします.

EMRとは

概要

　内視鏡的粘膜切除術（endoscopic mucosal resection：EMR）とは,内視鏡を用い,良性・悪性の粘膜腫瘍の粘膜下に生理食塩液などを注入して病変部を持ち上げて把持し,その部分に高周波電流を通して切除する方法です.

適応

　良性腫瘍（腺腫,過形成性ポリープなど）,悪性腫瘍（粘膜内がん,粘膜下層軽度浸潤がん）のうち,茎を有しない平坦な病変,あるいは広い茎を有する病変で,大きさは2cm以内が一般的です.しかし,分割切除により2cm以上の病変も適応となります.

禁忌

　治療対象となる各臓器により相違点はあると思われますが,総じて禁忌と考えられる場合は以下です.
・患者の承諾が得られていない.
・検査に際して患者が非協力的である.
・全身状態が不良であり,偶発症に対する処置が困難と考えられる.
・出血傾向がある,あるいは抗凝固薬・抗血小板薬服用中である.
・明らかに粘膜下層深層に浸潤していると考えられる病変.
・粘膜下層への局注によって病変のliftingが得られない病変.

手技手順（図1，実際のEMRは図2）

 病変部を安定した視野に置きます．

> (!) **Point**　病変部は視野の中央あるいは右側に置き，鉗子口が5時の方向がよい．

 病変部の粘液をガスコン水で洗い流し，病変部に色素を散布します．

3 粘膜下層に生理食塩液（通常はインジゴカルミンを混入）を5 〜 10mL程度局注します．

> (!) **Point**　病変部が十分にliftingしない場合は，無理をせずに断念する．

4 liftingした病変部にスネアをかけ，スネア内に病変部が完全に納まっていることを確認し，スネアを締めて通電します．

5 回収ネットあるいは回収鉗子などを用いて，切除した病変部を回収します（→病理部へ）．

6 切除創を止血します．出血がみられない場合は放置します．

> (!) **Point**　出血，穿孔（翌日などに起こる遅発性の穿孔もある）などの偶発症に注意する．

7 食道病変での色素散布でルゴールを使用した場合は，中和が必要となります．チオ硫酸ナトリウム水和物（デトキソール®）などを散布します．

Check out
the video below!

内視鏡的粘膜切除術
（EMR）

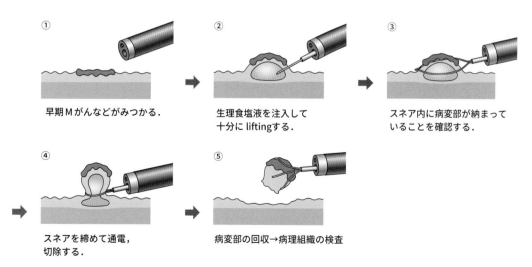

① 早期Mがんなどがみつかる．

② 生理食塩液を注入して十分に liftingする．

③ スネア内に病変部が納まっていることを確認する．

④ スネアを締めて通電，切除する．

⑤ 病変部の回収→病理組織の検査

図1 ● EMRの手技手順

第3章　内視鏡治療とケア

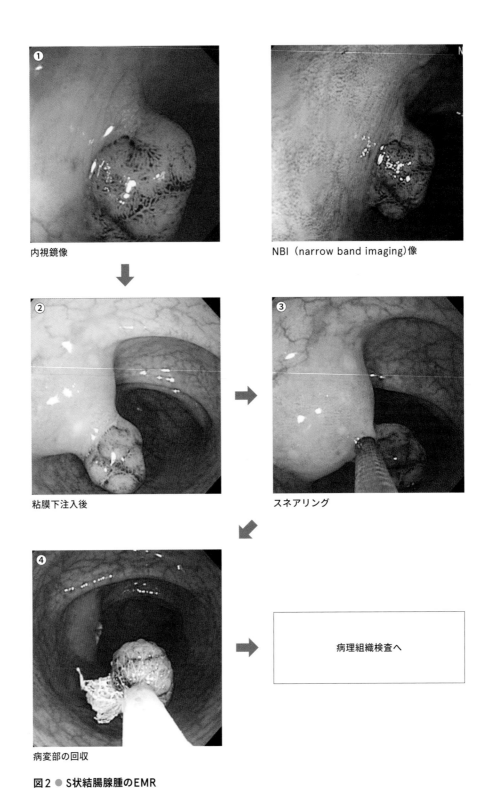

① 内視鏡像　　　　　　　　　　NBI（narrow band imaging）像

② 粘膜下注入後　　　　　　　　③ スネアリング

④ 病変部の回収　　　　　　　　病理組織検査へ

図2 ● S状結腸腺腫のEMR

EMRのケア

準備機器・物品（図3，4）

- ● 電子スコープ（1・2チャンネル，直視鏡，斜視鏡を用途別に使い分ける）
- ● 高周波発生装置，対極板，高周波スネア，把持鉗子，回収ネット，局注
  針，生理食塩液，ヒアルロン酸，止血用クリップなど
- ● 色素散布チューブ，色素剤（胃・十二指腸，大腸：インジゴカルミンなど，
  食道：ルゴールなど）
- ● 鎮静薬，鎮痙薬，止血用散布剤など
- ● 酸素配管，吸引器，患者監視装置，血中酸素濃度モニター，救急カート

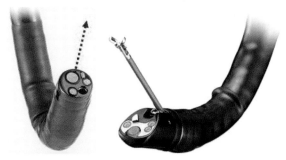

図3 ● 直視型・斜視型内視鏡の視野と鉗子類狙撃方向

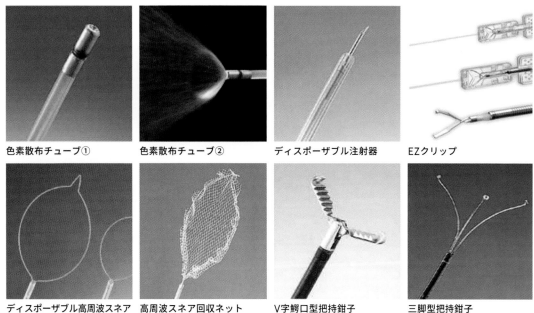

色素散布チューブ①　色素散布チューブ②　ディスポーザブル注射器　EZクリップ

ディスポーザブル高周波スネア　高周波スネア回収ネット　V字鰐口型把持鉗子　三脚型把持鉗子

図4 ● 主なEMR用デバイス

治療前のケア

①患者の情報収集を行います.

既往歴（インスリン使用，ペースメーカーなどの埋込みの有無など），抗凝固薬・抗血小板薬，鎮静薬，貼付剤などの服用・貼付の有無，内視鏡歴の有無など

②患者の確認とEMR同意書の確認を行います.

③上部消化管内視鏡検査や下部消化管内視鏡検査に準じて前処置（咽頭麻酔や下剤の服用など）を行います.

④スネア，局注針の操作などにトラブルがないか確認します.

⑤感染防止のために防水エプロン，サージカルガウン，マスク，ゴーグル，グローブを装着します.

治療中のケア

①患者にガスコン水を服用してもらい，検査台に仰臥位で臥床してもらいます．義歯，ネックレスなどの金属類，磁気絆創膏，ニトロダーム®TTS®などが貼付されていないか確認します.

②必要な前投薬を投与します（医師の指示）.

呼吸状態，意識状態，バイタルサインを確認する．急変時に備えた救急カートを準備する.

③上部内視鏡検査では患者にマウスピースを軽くかんでもらい，上部内視鏡検査・下部内視鏡検査ともに左側臥位にして，対極板を殿部または大腿部に密着装着します.

対極板が正確に検査機器本体に接続されていることを確認する.

④内視鏡を挿入後（医師），医師の指示に従って局注針を準備し，合図とともに針を出し生理食塩液（筆者の施設ではインジゴカルミン含有）を粘膜下に注入します.

大腸壁においては局注針が腸管壁を貫通する場合があり，注入時の抵抗がまったく感じられないときがあるので，正確に医師に伝達する.

⑤病変部のliftingが確認されたら，医師の指示に従ってスネアを準備します．医師にスネアを手渡し，指示に従ってスネアの開閉を行い，病変を把持します.

●スネアの締め込みが強すぎると，通電前に病変がcutされてしまう可能性もあるので，抵抗を感じたら医師に伝達する．
●病変の大きさによっては分割切除となるため，時間がかかる．患者の酸素飽和度，意識状態を観察して，必要時，医師に鎮静薬の追加を依頼する．患者監視装置などで患者の状態を十分に観察する．また，口腔内に溜まった唾液を誤嚥しないように適宜吸引する．

⑥スネアに通電して病変が切除されたら*1，回収を行います．小さな病変の場合は内視鏡的に吸引することが多いです．この際には本体の吸引部分にトラップを準備します．回収鉗子あるいは回収ネットを使用する場合は検査医師の指示に従い機器の準備，開閉による回収を行います．

⑦切除部分からの出血の有無を医師が確認し，止血が必要と思われる場合は止血用クリップ，止血用散布剤（トロンビン，アルギン酸ナトリウム，スクラルファートなど）を要求するので準備し，指示に従って止血を行います（図5）.

止血用クリップの使用数（アルゴンプラズマ凝固装置による止血では焼灼数）を記録する．

用語解説
＊1　人体に流す電流（感電しない周波数）
100kHz（1秒間に10万回の交流波）を超える高い周波数の交流電流は，人体には感電しない特性があり，この高周波を利用して治療，処置などが行われる．また，周波数が高すぎると電波になって空気中に飛び出してしまうため，300〜500kHzの周波数帯を使用している．

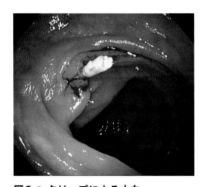

図5 ● クリップによる止血

Check out
the video below!

クリップによる止血

⑧治療時間は通常，内視鏡検査より長くなることが一般的なので，より多く患者への声かけを行い，治療が順調に進行していることを伝え，不安感をできるかぎり和らげる努力をします．

治療後のケア

①治療が終了したことを患者に伝えます．

●治療直後の患者の状態を観察する．バイタルサインが安定するまで患者監視装置などのモニター類は装着したままとする．
●口腔内の唾液，血液を吸引する．
●鎮静薬使用のため，覚醒状態を観察する．必要時，拮抗薬を準備する．
●患者への伝達事項（医師に確認後）
　•検査後の安静時間
　•飲水，飲食の再開可能時間

②上部消化管内視鏡によるEMRでは検査翌日に止血の有無について内視鏡検査でチェックすることがあり，必要性について医師に確認し，患者に伝えます.

 Point 出血，穿孔（翌日などに起こる遅発性の穿孔もある）などの偶発症に注意する.

③筆者の施設では，上部・下部ともにEMRは入院で行っており，すべてが終了したら，病棟担当者に経過について申し送りを行います.

鎮静薬・鎮痛薬に対する拮抗薬

● 鎮静薬，鎮痛薬に対する拮抗薬は以下のとおりです.

鎮静薬に対する拮抗薬

ベンゾジアゼピン系の薬剤による鎮静の解除と呼吸抑制を目的とした拮抗薬にフルマゼニル（アネキセート®）がある.ここで注意することは，フルマゼニルの半減期（約50分）より長い半減期のベンゾジアゼピン系薬（ジアゼパムなど）を用いた場合，フルマゼニルの投与によって鎮静が解除された後も鎮静作用が再度出現することがある.

鎮痛薬に対する拮抗薬

オピオイド受容体（麻酔性鎮痛薬）に対して拮抗的に結合することで，呼吸抑制および覚醒遅延の改善をもたらす.

2. 内視鏡的粘膜下層剝離術
endoscopic submucosal dissection：ESD

- ESDとは内視鏡を挿入し，高周波メスを用いて早期胃がんなどの病変を一括切除する侵襲性の低い，生命予後やQOLの改善に寄与する新しいがん治療法です．

- ESDの概要・適応・禁忌・手技手順を理解します．

- EMRで切除できない病変の切除も可能ですが，より高度で繊細な操作技術を必要とします．

ESDとは

概要

　内視鏡的粘膜下層剝離術（endoscopic submucosal dissection：ESD）とは，生理食塩液やヒアルロン酸ナトリウム液などを注入して膨隆させた早期胃がんなどの病変を含む周囲の粘膜下層を，高周波デバイスを使って切開し剝離することによって病変を一括して切除できる方法です．内視鏡的粘膜切除術（endoscopic mucosal resection：EMR）と並び侵襲性が低く，生命予後や生活の質（QOL）の改善に寄与する新しいがん治療法です．

適応

適応の原則

　早期胃がんに対してESDが適応となるには，「リンパ節転移の可能性がきわめて低く，腫瘍が一括切除できる大きさと部位にあること」が原則となります．適応となる病変は，治療成績のエビデンスの高さに応じて，絶対適応病変，適応拡大病変，相対適応病変に分けて規定されています．

絶対適応病変

　外科的胃切除による治療と同等の長期成績が得られている病変を「絶対適応病変」と呼びます．

①EMRとESDに共通の絶対適応病変

　以下を満たす病変がEMRとESDに共通の絶対適応となります．

・長径が2cm以下の肉眼的粘膜内がん（がん細胞が胃の粘膜内にとどまってい

るがん），潰瘍がない，分化型がん（がん細胞が胃の粘膜構造を残しているがん．悪性度が比較的低い）

②ESDの絶対適応病変

以下を満たす2つの病変がESDの絶対適応となります．近年，ESD技術の急速な進展に伴い，EMRでは切除が不可能なより大きな病変や潰瘍を合併した病変も切除することができるようになりました．

・長径が2cmを超える肉眼的粘膜内がん，潰瘍がない，分化型がん
・長径が3cm以下の肉眼的粘膜内がん，潰瘍がある，分化型がん

適応拡大病変

リンパ節転移の危険性が1%以下と推定されていますが，長期予後のエビデンスが少ない病変を「適応拡大病変」と呼び，以下の条件を満たせば，がん細胞が胃の粘膜構造を残していない比較的悪性度が高い未分化型のがんにも適応が拡大されています．

・長径が2cm以下の肉眼的粘膜内がん，潰瘍がない，未分化型がん

相対適応病変

上記以外の外科的胃切除が標準治療となる病変を「相対適応病変」と呼びます．併存疾患や年齢，その他なんらかの理由で外科的胃切除を選択しにくい早期胃がんの場合に，リンパ節転移の危険性などの説明を十分に行い，患者の理解と同意が得られた場合にかぎりESDを実施することがあります．

禁忌

次のような場合には，ESDによる治療を断念することがあります．
①出血傾向を有する基礎疾患（肝硬変，透析中，血液疾患など）を有する場合
②重篤な循環器疾患や呼吸器疾患を有する場合
③全身状態が著しく不良な場合
④患者の協力・同意が得られない場合

 年齢，併存疾患などを考慮し，病変を切除することによる有用性が切除に伴う偶発症の危険性を上回ると判断される場合にかぎり，ESDの治療は行われるべきである．
Point

手技手順（図1，2）

早期胃がんに対するESDの手技手順を以下に示します．治療時間は30分から3時間ほどで，病変の大きさや部位，潰瘍の有無や出血の程度によって異なります．

1 病変の確認

色素を使わずに血管構造を強調することができる狭帯域光観察（narrow band imaging：NBI）を併用した拡大内視鏡を挿入して，インジゴカルミンという青い色素で染色した胃の中の病変を十分に観察し，病変の範囲を確認します．

2 マーキング

病変のおよそ3〜5mm外側が切除範囲となるので（未分化型はそれ以上の場合あり），周囲をアルゴンプラズマ凝固法でマーキングします．

3 局注

マーキング部分のやや外側から局注針を刺入して，粘膜下層に少量のインジゴカルミンとアドレナリン（出血予防）を混ぜた生理食塩液またはグリセオールを注入します．

 Point 病変が十分に浮き上がらない場合には，より粘り気が強いヒアルロン酸ナトリウム液を使用することがあります．

4 切除開始

マーキングした粘膜の外側の一部を針状ナイフでプレカットします（切り込みを入れる）．

5 粘膜全周切開

プレカットした部位に高周波ナイフの先端を入れて病変の全周囲を切開します．

6 粘膜下層の切開・剝離

局注を追加して病変を浮き上がらせ，粘膜下層を視認しながら慎重に切開・剝離します．

7 切除終了：止血

病変を切開・剝離し検体を採取後，出血または切除後の潰瘍に露出血管や穿通枝を認めた場合には，止血鉗子などを使って凝固止血を行います．

※大腸粘膜がんや粘膜下層軽度浸潤がん，側方進展型腫瘍に対してESDを行う場合にも手技手順は同様です．

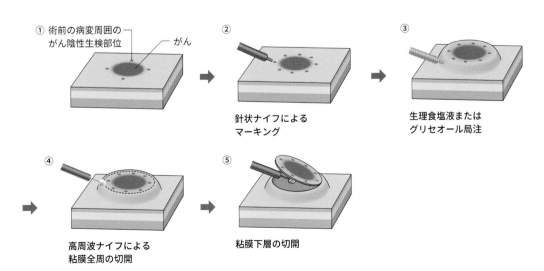

① 術前の病変周囲のがん陰性生検部位　がん
② 針状ナイフによるマーキング
③ 生理食塩液またはグリセオール局注
④ 高周波ナイフによる粘膜全周の切開
⑤ 粘膜下層の切開

図1 ● ESDの手技

第3章 内視鏡治療とケア

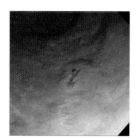
①病変の確認

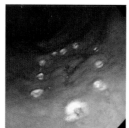
②マーキング

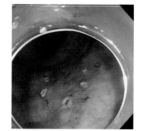
③局注

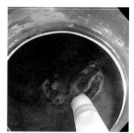
④切除開始

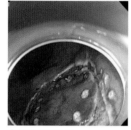
⑤粘膜全周切開

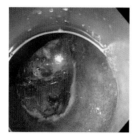
⑥粘膜下層剥離

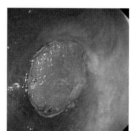
⑦切除終了

図2 ● ESDの実際例

ESDのケア

準備機器・物品

● 高周波焼灼電源装置（**図3**）：高周波電流を用いて組織の切開・剥離または凝固（止血）処置を行うときに使用する．目的や機種に応じて，切開波（切開・剥離するときに用いる高周波），凝固波（凝固するときに用いる高周波），混合波などのほかにさまざまな設定モードと設定値がある．

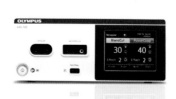
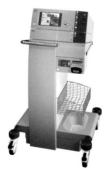

オリンパス ESG-300
（写真提供：オリンパス株式会社）

エルベ VIO300D
（写真提供：株式会社アムコ）

図3 ● 高周波焼灼電源装置

- ● **スコープ**：ナイフ先端からの送水により視野の確保と出血部位の確認が可能な前方送水機能を有する1チャンネルスコープ，必要に応じて2チャンネルスコープ（マルチベンディングスコープなど）を使用する．2チャンネルスコープは，1チャンネルスコープと同等の操作性を有しながら，①あらゆる部位へのアプローチが可能，②2個ある鉗子孔の使い分けが可能，③止血時，同時に2個の鉗子孔が使用可能，④病変を把持・牽引したうえでの切開・剥離が可能，などの点で有用性がきわめて高い．
- ● **切開・剥離用デバイス（図4）**：各種ESD用ナイフ（ITナイフ，セーフナイフ，フックナイフ，フレックスナイフ，フラッシュナイフなど：病変の局在，潰瘍合併の有無，呼吸性変動の強さなどに応じて適宜使い分ける），先端フード（視野を確保するために内視鏡先端に装着）
- ● **局注針，局注液**（生理食塩液［またはグリセオール，ヒアルロン酸ナトリウム液：切除部位を膨隆させる］に少量のアドレナリン［出血予防］，インジゴカルミン［色素］を混ぜたもの）
- ● **止血用処置具（図4）**：止血鉗子，ホットバイオプシー鉗子，クリップ，アルゴンプラズマ凝固（APC）装置
- ● 内視鏡用二酸化炭素送気装置（p.89参照）
- ● モニタリング装置（パルスオキシメーター，自動血圧計，心電計など）
- ● 救急カート（急変時に備える）

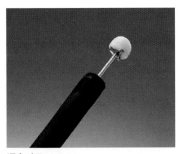
ITナイフ

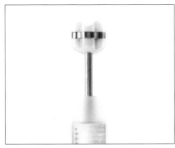
セーフナイフ

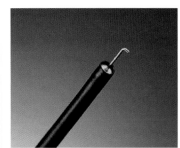
フックナイフ

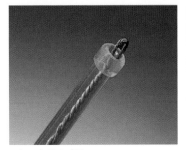
フレックスナイフ

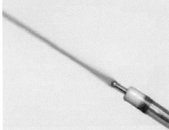
フラッシュナイフ

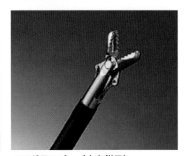
コアグラスパー（止血鉗子）

図4 ● 切開用ナイフ，止血鉗子

治療前のケア

インフォームド・コンセント

　治療を始める前に，以下に示すESDの目的，方法，危険性などについて説明文書を用いてていねいに説明し，患者が十分に納得したうえで同意署名を得ることが必要となります．

①診断名とその説明

②現在の病状

③ESDの目的・必要性・方法・手技

④ESDに伴う偶発症と発生頻度（重篤な偶発症が発生したとき，集中治療や緊急開腹・輸血などが必要となることがある　など）

⑤他の治療法の選択肢

⑥緊急時の対応　など

全身状態の把握

　問診や種々の検査を行い，患者の全身状態を正確に把握します．

①既往歴：内服薬，薬物アレルギー（歯の治療などの局所麻酔で気分が悪くなったことがある　など）の有無

②心臓ペースメーカーの有無（高周波電流の使用により装置に障害が発生するリスクがある）

③心疾患・高血圧性疾患・脳血管疾患・前立腺肥大症・緑内障などの基礎疾患の有無

④血液生化学検査：血液型，感染症，血液生化学一般，凝固系

⑤生理学的検査：心電図検査，胸腹部X線検査．がんの転移の可能性を否定できない場合は腹部CT検査または腹部超音波検査など

⑥血液をサラサラにする薬（抗凝固薬）や血液を固まりにくくする薬（抗血栓薬）の内服の有無：出血のリスクが高まるこれらの薬剤を休止することの可否について十分に検討する．処方医へ連絡をとり休止できないと判断された場合は，ヘパリン置換が必要となることがある．

本人確認

　患者に姓名，生年月日，年齢をたずね，さらにID番号などによって本人であることを確認します．

金属類の取り外し

　高周波電流を使用するため，患者が身につけているメガネ，イヤリング，ピアス，ネックレス，時計，指輪，義歯（ブリッジなどの部分義歯も）などの金属類をすべて取り外します．湿布薬などの貼付剤やカイロ，磁気治療器なども金

属を含有するため忘れずに外します. その他, 外し忘れがないかもう一度確認しましょう.

前処置

以下の手順で治療の前処置を行います(手術当日は朝食, 昼食, 夕食とも絶食).

①患者の一般状態を観察し, パルスオキシメーター, 自動血圧計, 心電計などの装置を装着してモニタリングを開始します.

②検査台の上で仰臥位をとってもらいます.

③高周波電流を使用するため, 患者の身体に対極板 (感電を防ぐアースの役割をするシール状のもの)を貼付します (手術野に近く通電性がよい腰部, 大腿部, 下腿部などに電極面全体が密着するように貼付).

④治療時間の目安などを伝えるとともに, 治療を受ける患者の不安や緊張を理解し, それらを緩和するための声かけやタッチングを行います.

⑤血管を確保し, 持続輸液を行います.

⑥リドカイン塩酸塩 (キシロカイン®ビスカス, キシロカイン®ポンプスプレー)などで咽頭麻酔を行い, ブチルスコポラミン臭化物 (ブスコパン®)などの鎮痙薬を投与して消化管の蠕動運動を抑制します. ブスコパン®は狭心症・心筋梗塞・心不全などの心疾患, 緑内障, 前立腺肥大症には禁忌であるため, 代わりにグルカゴンを使用します (ただし, グルカゴンは糖尿病, 褐色細胞腫には禁忌).

⑦治療時間は30分程度から3時間程度となるため, 鎮痛薬 (ペチジン塩酸塩や塩酸ペンタゾシン [ソセゴン®など])と鎮静薬 (ジアゼパム [ホリゾン®など], ミダゾラム [ドルミカム®など]などのベンゾジアゼピン系薬剤)を併用しながら, それらを間欠的に追加投与する必要があります.

> 鎮静薬・鎮痙薬の追加投与により過鎮静となることがあるので, 治療中は患者の全身状態について常にモニタリングを行い, バイタルサインに細心の注意を払う必要がある.

⑧左側臥位となり, マウスピースを前歯で軽くくわえてもらいます.

感染制御

医師, 看護師, 技師は検査中の感染制御を目的として, 手袋, マスク, 防水エプロン, ガウン, 眼を十分におおえるゴーグルやフェイスシールドなどの個人用防護具 (personal protective equipment : PPE)を必ず身につける.

治療中のケア

モニタリング

治療中は常に全身状態をモニタリングし, バイタルサインを経時的に記録する必要があります.

看護師は，医師は検査に集中しているため患者の全身状態の把握が遅れる可能性があることを念頭に置いて，経皮的動脈血酸素飽和度（SpO$_2$），血圧，脈拍などのバイタルサインに常に注意を払い，異常の早期発見に努めなくてはならない．

切開・剝離

高周波デバイスで処置を行うとき，切開，剝離，止血（凝固）の各手技に適した設定モード・設定値になっているかもう一度確認します．

切開・剝離により患者に痛みが生じていないか，表情や無意識の体動などを含め十分に観察し，強い痛みを訴えるようであれば穿孔の可能性が高いため，すみやかに止血処置に移行する．

止血

治療中または病変を切開・剝離後，出血または切除後の潰瘍に露出血管や穿通枝を認めた場合には，止血鉗子，ホットバイオプシー鉗子，クリップ，アルゴンプラズマ凝固（argon plasma coagulation：APC）装置などを用いてすみやかに凝固止血します．

止血処置後，焼灼を行った回数や使用したクリップの個数を正確に記録する．

治療終了

患者の全身状態に異常がないか慎重に観察し，モニタリング装置でバイタルサインをチェックします．

● 鎮静薬・鎮痛薬による呼吸抑制，血圧低下，覚醒遅延などの副作用が現れることがある．治療終了後，軽くタッチングしながら患者の名前を呼んで覚醒を促す．
● 覚醒しない場合，医師の指示により，フルマゼニル（アネキセート®注射液）やナロキソン塩酸塩（ナロキソン塩酸塩「第一三共」静注）などの拮抗薬（p.80参照）を投与することがある．

治療後のケア

偶発症（穿孔）への対応

消化管に穿孔が発生すると強い腹痛，腹部膨満感などの症状が出現します．患者がこれらの症状を訴えたときは穿孔の可能性が高いため，医師に報告し，すみやかに腹部X線，CTなどの画像診断を行います．

注意事項の説明

患者やご家族にねぎらいや励ましの言葉をかけ，治療後の注意事項についてわかりやすくていねいに説明します．
①術後から翌朝まで絶飲食で，ベッド上での安静とする．
②治療翌日または数日以内に内視鏡検査を行い，穿孔や出血がないか慎重に観

察する．出血，穿通枝，露出血管などを認めた場合，止血処置を行うことも
ある．

③穿孔や出血などの異常がみられず経過が順調であれば，流動食や重湯などか
ら始め，1日3食ごとに3分粥，5分粥，全粥，ごはん，と徐々に通常の食事
に戻していく．

病棟看護師への申し送り

ストレッチャーや車椅子で病棟に移動後，病棟看護師に，①治療・処置内容，
②使用した薬剤，③治療中のバイタルサインの変化，④治療中のエピソードの
有無などについてできるだけ詳細に申し送りを行います．

内視鏡治療室の整備

治療に使用したすべての内視鏡や処置器具を洗浄・消毒して片づけ，必要な
物品の補充やメンテナンスなど治療室の環境整備を行います．

内視鏡用二酸化炭素送気装置

● 二酸化炭素（CO_2）を消化管に送り込んで膨らませることで内部の状態を詳細に観察し，検査・治療をしやすくするための装置である．

● 空気を送気した場合，通常，検査・治療後に吸引するが，腸管などに貯留した空気を完全には吸引しきれないことがあり，また吸収速度が遅いため，消化管の過伸展による腹部膨満感・腹痛，穿孔による腹膜炎や縦隔炎などの原因となり，とくに空気の漏出が著しい場合には腹部コンパートメント症候群などの重篤な合併症を引き起こし致命的となる可能性がある．

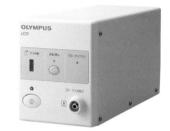

（写真提供：オリンパス株式会社）

内視鏡用二酸化炭素送気装置

● CO_2は空気と比較して吸収速度がきわめて早く，これらのリスクを軽減・予防することが可能となるため安全性・有用性が高い．

● 吸収されたCO_2は呼気を通して排出されるが，CO_2を十分に排出することができない慢性閉塞性肺疾患（COPD）など呼吸不全の患者に対しては禁忌である．

第3章 内視鏡治療とケア

引用・参考文献

1. 日本消化器内視鏡学会：消化器内視鏡ハンドブック改訂第2版，日本メディカルセンター，2017.
2. 小野裕之，他：胃癌に対するESD/EMRガイドライン（第2版）．Gastroenterological Endoscopy，62：273-290，2020.
3. 椿 昌裕：はじめてでもやさしい内視鏡看護 内視鏡の検査・治療・看護，学研メディカル秀潤社，2014.

3. 内視鏡的硬化療法/内視鏡的静脈瘤結紮術
endoscopic injection sclerotherapy：EIS/endoscopic variceal ligation：EVL

Check

- EISとEVLは，肝硬変を主因とする門脈圧亢進症に伴って発生した食道・胃静脈瘤の治療法です．

- EISはX線透視下で硬化剤を血管の内外に注入して，静脈瘤とその供血路を塞栓する治療法です．

- EVLは静脈瘤をOリングという特殊な輪ゴムで結紮して，静脈瘤への血流を遮断する治療法です．

EIS，EVLとは

概要

　内視鏡的硬化療法（endoscopic injection sclerotherapy：EIS）と内視鏡的静脈瘤結紮術（endoscopic variceal ligation：EVL）は，肝硬変などを主因とする門脈圧亢進症に伴って発生した食道・胃静脈瘤を治療する方法です．出血時の緊急治療（止血），出血の可能性が高い静脈瘤に対する予防的治療，出血既往がある症例での待機的治療を目的として行われます．EISとEVLには一長一短があり，個々の症例に応じて選択され，また併用されることもあります．

　EISは，X線透視下で硬化剤を血管内または血管外に注入し，静脈瘤とその供血路を塞栓する治療法です．供血路を同時に塞栓することができるため，EVLに比べて再発率が低いという利点がありますが，高度の肝・腎障害などを有する患者には適応とはなりません．

　EVLは，静脈瘤の根元にOリングという特殊な輪ゴムを直接かけて結紮することで静脈瘤への血流を遮断する治療法です．①硬化剤や造影剤による合併症がない，②手技が簡便で出血がほとんどない，③高度の肝・腎障害などを有する患者にも適応となる，④出血時の止血処置が容易，などの利点がありますが，結紮した部位の治療に限定される（供血路は塞栓できない）ため，また結紮したOリングが外れることもあるため，EISに比べて再発率が高いという欠点があります．

適応

　EISとEVLが適応となる食道・胃静脈瘤は，「消化器内視鏡ハンドブック改訂

「第2版」において次のように規定されています[1].

①出血静脈瘤

②出血既往のある静脈瘤

③出血リスクが高い静脈瘤（F2以上の静脈瘤またはF因子に関係なくRC陽性［RC2以上］の静脈瘤）

　「門脈圧亢進症取扱い規約 改訂第3版」[2]では，食道・胃静脈瘤の所見記載基準として，占居部位（L），形態（F），色調（C），発赤所見（RC），出血所見（BS），粘膜所見（MF）が規定されています．上記の③に示したF2以上の静脈瘤とは，形態（F）が「F2：連珠状の中等度の静脈瘤」と「F3：結節状または腫瘤状の静脈瘤」を指し，RC2以上とは，発赤所見（RC）が「RC2：R0（限局性に少数認める）とR3（全周性に多数認める）の中間」以上の静脈瘤を指します．

　ただし，胃静脈瘤出血の予知については確立した見解がないため，予防的治療については慎重に検討すべきであるとされています[1].

禁忌

　一般に待機的治療や予防的治療としてのEISが禁忌となるのは，「消化器内視鏡ハンドブック改訂第2版」において次のような場合と規定されています[1].

①黄疸例（総ビリルビン4.0mg/dL以上）

②低アルブミン血症（2.5g/dL以下）

③血小板減少（2万/μL以下）

④全身の出血傾向（播種性血管内凝固症候群：DIC）

⑤大量の腹水貯留

⑥肝性脳症

⑦腎機能不良例

　EISは，原疾患を治療せず自然に経過した場合と比較して，それを上回る治療効果が見込まれると判断される場合以外には適応となりません．

　なお，高度の肝・腎障害を有する患者，硬化剤または造影剤に対する過敏症既往歴がある患者にはEVLが適応となります．

手技手順

EIS（図1，実例を図2に示す）

1 内視鏡を挿入し，治療する静脈瘤を視野の7時の方向で穿刺できるような位置に移動します．

Point　7時の方向で穿刺することにより穿刺針がしっかり固定されるため，硬化剤が血管外に漏出しにくい．

2 治療する静脈瘤や静脈瘤周囲に穿刺後，X線透視下で硬化剤を注入します．血管内にはモノエタノールアミンオレイン酸塩（EO：オルダミン®），

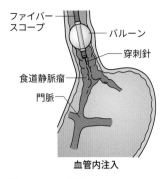
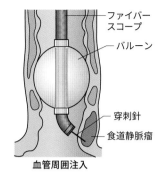

血管内注入 　　　　　　　　　　　血管周囲注入

図1 ● EISの手技

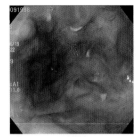
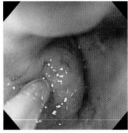
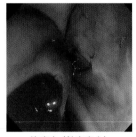
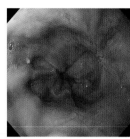

治療前　　　　　　　　治療中　　　　　　治療中（針穴出血）　　　　　治療後

図2 ● EVL後に再発した食道静脈瘤に対する予防的EIS

（田村君英（香川浩一）：技師&ナースのための消化器内視鏡ガイド検査 治療 看護，p.196，学研メディカル秀潤社，2010より引用）

血管外にはポリドカノール（AS：エトキシスクレロール®）が注入されます．

Point

● 血管内に硬化剤を注入するとき，穿刺後に陰圧をかけて血液が逆流（逆血）することを必ず確認する．硬化剤が供血路に注入されず門脈や大循環系に流出すると，門脈血栓，肝不全，腎不全などの重篤な合併症を引き起こす危険性があるため，流出を確認したらただちに注入を止める．
● 出血などの緊急時にEVLデバイスやSBチューブなどで止血処置を行うことがあるため，これらの処置に必要な器具・物品を用意しておく．

3 硬化剤を静脈瘤内に停滞させて十分な塞栓効果を得るために，注入完了後すぐに抜針せず，そのままの状態で2〜3分経過してからゆっくり抜針します．

4 抜針後，穿刺部位に出血がみられた場合は内視鏡装着バルーンにより2〜3分間の圧迫止血を行います．

5 複数の静脈瘤がある場合は，同様の手技を繰り返します．ただし，1回の内視鏡治療あたりの総注入量はEO（オルダミン®）が20mL以内，AS（エトキシスクレロール®）が30mL以内に制限されています．

Point

● 硬化剤の注入量や回数などは医師から細かな指示があるため，治療中は相互に密接なコミュニケーションをはかることが重要である．

EVL（図3，実例を図4に示す）

1 内視鏡を挿入し，静脈瘤の根元にOリングという特殊な輪ゴムを直接かけて結紮します．複数の静脈瘤を結紮する場合は，食道胃接合部直上付近の静脈瘤から口側に向かって結紮します．また，食道の同一円周上の結紮は避けて，少しずつ高さを変えてらせん状に結紮します．

> ● 静脈瘤付近から肛門側に向かって内視鏡を進めることは困難であり，また内視鏡が静脈瘤に引っかかってOリングの脱落や出血が起こる危険性がある．
> ● 同一円周上に結紮すると食道狭窄が生じ，Oリングが脱落する危険性がある．

2 高度の肝障害例に対しては，硬化剤により肝不全を合併するリスクが高いEISは避け，手技が簡便で安全性が高いEVLが選択されることが多く，筆者の施設でも頻繁に行われています．

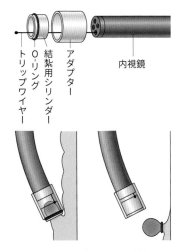

図3 ● OリングとEVLの手技

合併症

EIS

わが国の全国アンケート調査（1991年）によると，以下のような合併症が報告されています．

- 胸痛，発熱，食道潰瘍は多く認められたが（21.5 ～ 30.6％），死亡例はない．
- 食道穿孔，門脈血栓，硬化剤による肝障害，腎不全，ショックなどの重大な合併症の発生率は低いが（0.4 ～ 1.9％），発症後の死亡率は高い（1.2％）[3]．近年，病態の解明とEIS技術の進展に伴い死亡例は減少傾向にある．

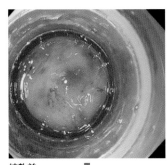

結紮前

EVL

軽度の発熱と胸部不快感などのほかに，オーバーチューブの挿入・抜去に伴う食道損傷や食道穿孔，静脈瘤の不完全結紮や術後のOリングの脱落に伴う大量出血などがみられます[4]．

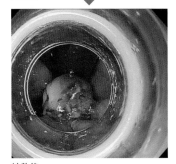

結紮後

図4 ● EVLによる結紮

EIS，EVLのケア

準備機器・物品

共通
● 送水機能付き直視型電子内視鏡

- ● 点滴セット
- ● 前投与薬：消化管ガス駆除薬，胃内粘液溶解除去薬，咽頭麻酔薬，鎮痛薬，鎮静薬，鎮痙薬など
- ● 拮抗薬（鎮痛薬・鎮静薬投与に伴う血圧低下，呼吸抑制，覚醒遅延などの症状に対し必要に応じて使用）
- ● 口腔内用吸引カテーテル（20Fr以上：大量吐血に伴う凝血塊が口腔内に充満している場合）
- ● モニタリング装置（心電計，パルスオキシメーター，自動血圧計など）
- ● 救急時の機器・薬剤，血液製剤（大量出血時：濃厚赤血球，新鮮凍結血漿など）
- ● 個人用防護具（PPE）

EIS

- ● 注射器，食道静脈瘤穿刺針（静脈瘤の形態や大きさに応じて針の太さ，注射器の容量が選択される）
- ● 内視鏡装着バルーン，止血用バルーン（図5）
- ● 硬化剤
- ・ 血管内（静脈瘤内）：5％モノエタノールアミンオレイン酸塩（EO：オルダミン®）（1バイアルあたり10mLの注射用水または血管造影用X線造影剤を加えて5％溶液に調製して使用）
- ・ 血管外（静脈瘤周囲）：1％ポリドカノール（AS：エトキシスクレロール®）
- ・ シアノアクリレート系組織接着剤：アロンアルフアA，ヒストアクリルなど（硬化剤には治療1回あたりの総注入量に制限があるため接着剤を併用．とくに胃静脈瘤注入用として使用）
- ● 放射線防護具

EVL

- ● EVLデバイス（単発式と連発式の結紮器がある）
- ● Oリング
- ● オーバーチューブ（頻回に挿入・抜去する内視鏡の操作を簡便化．必要に応じて使用）（図6）

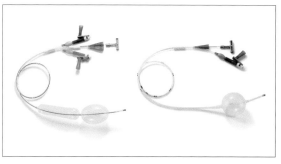

図5 ● トップ止血用バルーン
（バリオキャスバルーン）
（写真提供：株式会社トップ）

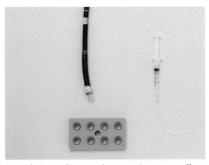

EVLデバイス（Oリング，オーバーチューブ）

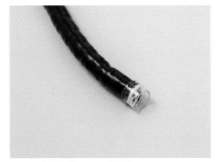

Oリング内視鏡スコープ装着

図6 ● EVL用の内視鏡機器

治療前のケア

①待機例では再出血の防止，予防例では出血を未然に防ぐことを目的に治療が行われますが，静脈瘤破裂に伴う大量出血のためにショック状態となって搬入された場合，医師と協力して全身状態を正確に把握し，血圧，脈拍，呼吸数，経皮的動脈血酸素飽和度，意識レベル，冷汗の有無，顔色などのバイタルサインをモニタリングしながら，第一に呼吸・循環動態の改善・回復をはかります。十分な安定が得られたら治療を考慮し，必要な機器・物品を準備します。

②患者やご家族に対し，説明文書を用いて，EISやEVLによる治療の目的と必要性，治療効果，手技の内容，使用する薬剤と副作用，合併症（偶発症）と発生頻度などをていねいに説明し，十分に納得し同意が得られたら説明同意書に署名をしてもらいます。

③患者やご家族に，吐血や下血の有無（出血したときの量），摂食・飲水状況，肝硬変などの肝疾患の既往，抗凝固薬・抗血栓薬（出血の高リスク）服用の有無などを確認します。

④通常の上部消化管内視鏡検査での前処置に準じ，消化管ガス駆除薬・胃内粘液溶解除去薬などを投与し，咽頭麻酔を行います。

⑤患者に姓名，生年月日，年齢をたずね，さらにID番号などによって本人であることが確認されたら，治療台の上に左側臥位となり，マウスピースを前歯で軽くくわえてもらいます。EVLでは，使用する内視鏡をオーバーチューブに挿入し，オーバーチューブ専用のマウスピースを軽くくわえてもらい，テープなどでしっかり固定します。

⑥モニタリング装置と酸素供給用経鼻カニューレを装着します。

Point

● 胃内に血液が貯留していると体位変換により吐血することがあるため，左側臥位にして血液を誤嚥しないよう細心の注意を払う。
● 出血によりショック状態となったときは救命が第一に優先されるため，すみやかに治療台の周囲を片づけ，救命に必要な機器・物品を揃える。

⑦医師の指示により，静脈を確保します。

⑧治療法と治療時間などについてわかりやすく説明し，患者の不安や緊張の緩和に配慮したやさしい声かけを行います．

⑨医師の指示により，鎮静薬，鎮痙薬などを投与します．

 Point 治療中の緊急時に備えて，静脈が確保されていることをもう一度確認する．

⑩医師，看護師，技師は治療中の感染制御を目的として手袋，マスク，防水エプロン，ガウン，眼を十分におおえるゴーグルやフェイスシールドなどの個人用防護具（PPE）を必ず身につける．EISではX線透視下で血管内に硬化剤を注入するためプロテクターを着用する．

治療中のケア

共通

- 異常を早期発見するために，全身状態を慎重に観察するとともに，わずかなバイタルサインの変動にも注意を払い継続的なモニタリングを行います．

 Point 不十分な鎮静による覚醒状態，体動や苦痛を訴える表情などが認められたら，ただちに医師に報告し，鎮静薬を追加投与してもらう．

EIS

- 内視鏡挿入時，内視鏡装着バルーン拡張時，硬化剤注入時などのタイミングごとに，とくに血圧などのバイタルサインの変動や表情の変化に細心の注意を払います．

 Point 硬化剤の注入量や回数などは医師から細かな指示があるため，治療中は相互に密接なコミュニケーションをはかることが重要である．

- 医師の指示により看護師が硬化剤を注入するときは，指示された量を復唱してから慎重に注入後，注入した量を明瞭な声ではっきりと医師に伝えます．

 Point
- 呼吸状態を観察し，口腔内吸引が必要となったときは咳嗽反射を誘発しないように慎重に行う．
- 硬化剤を注入しているときは咳嗽反射により出血する危険性が高いため，原則として口腔内吸引を行わない．

EVL

- オーバーチューブ挿入の妨げにならないように，患者の下顎を挙上し，咽頭部の屈曲を可能なかぎり伸ばした状態にしてから挿入を開始します．

Point
- オーバーチューブは内視鏡よりも太く，挿入時に患者に与える苦痛が大きい．
- 思わず吐き出そうとしたり頭部を振って外そうとしたりすることがあるので，挿入時，看護師はマウスピースを手でしっかり固定する．

- オーバーチューブ挿入後, 抜去した内視鏡に付着している分泌物を十分に拭き取ってから内視鏡先端部にEVLデバイスを装着し周囲をテープで固定します. 次に送気チューブを内視鏡の外側にテープで固定します. さらにOリングプレートからデバイスにOリングを装着します.
- オーバーチューブから内視鏡を再挿入し, 対象となる静脈瘤を正面視できたら内視鏡を接近させて吸引しデバイスのなかに静脈瘤を十分に引き込みます. 内視鏡の視野が"●(赤い丸)"になったところで送気チューブから一気に約2mLの空気を注入するとOリングが外れて静脈瘤を結紮します.
- 複数の結紮を行うときは, 内視鏡を抜去し, 同様の操作を繰り返します.
- 静脈瘤の吸引操作に伴う疼痛により体動が認められることがあるため, とくに血圧などのバイタルサインの変動や表情の変化に細心の注意を払います.

> 不十分な鎮静による覚醒状態, 体動や苦痛を訴える表情などが認められたら, ただちに医師に報告し, 鎮静薬を追加投与してもらう.

- 結紮した静脈瘤の部位を正確に記録します. 例えば「切歯○cm, ○時方向」のように記録することが多いです.

> 「切歯○cm」とは歯列の中央の前歯である切歯から何cm離れた部位に病変があるかを表し,「○時方向」とは消化管の横断面を時計の文字盤に見立てて何時の方向に病変があるかを表します.

共通

- EISで硬化剤注入時に穿刺部位から出血した場合, EVLで静脈瘤の吸引時に出血した場合は, 内視鏡装着バルーンで十分に圧迫止血を行います. 止血できないときは血液の誤嚥を防止する処置を行うと同時に, SBチューブなどを用いた緊急止血処置が行われます.

> ● 咳嗽や喘鳴などがみられたら口腔内吸引を行って誤嚥防止に努める.
> ● 吐血するたびにガーグルベースンを取り替え, 治療台のまわりを清潔に保つ.

- 完全に止血したことが確認できた時点で治療終了となります.

> ● 食道損傷や食道穿孔の危険性があるため, 挿入時と同様, オーバーチューブは慎重に抜去する. 抜去後は損傷や穿孔がないか慎重に確認する.
> ● 抜去する際の刺激が咳嗽反射を誘発し誤嚥する危険性があるため, すみやかに口腔内吸引を行って唾液を除去する.
> ● 静脈瘤の再出血, 不完全結紮や術後のOリングの脱落に伴う大量出血によりショック状態となることがある. バイタルサインをモニタリングするとともに全身状態を慎重に観察し, 医師からの安静指示を確認する.

- 出血時の緊急内視鏡治療を行った場合はその後の経過に十分に注意する必要があるため, 治療終了後の病棟看護師への申し送りは, 治療前や治療中のバイタルサインの正確な推移や止血の具体的な方法など, できるだけ詳細に行います.

- わずかな唾液や血液でも誤嚥を引き起こす危険性があるため，口腔内吸引をして十分に除去します．
- 出血既往のある静脈瘤の再出血を防ぐことを目的とした待機的治療の場合，治療前の全身状態にもよりますが，通常量よりも多くの鎮静薬が投与されることがあるので，鎮静による覚醒遅延，呼吸抑制，血圧低下などの副作用に十分に注意し，バイタルサインをモニタリングします．

 治療終了直後は十分な覚醒が得られておらず，転倒・転落のリスクがきわめて高いため，患者から目を離さず細心の注意を払う．

- 治療に使用したすべての内視鏡や各種デバイスを洗浄・消毒して片づけ，必要な物品の補充やメンテナンスなど治療室の環境整備を行います．

治療後のケア

①バイタルサインをモニタリングしながら全身状態を慎重に観察し，異常の早期発見に努めます．異常が認められたらすみやかに医師に報告します．出血の可能性もあるため，胸痛，胸部圧迫感（不快感），咽頭痛などの症状にはとくに注意します．

②治療後3時間はベッド上での安静となり，排泄もベッド上で行います．その後，異常がみられず医師が許可すれば，看護師が付き添いトイレや洗面所への歩行が可能となります．

③出血のリスクが高まるため排便するときは怒責をかけないように（いきまないように）指導します．排泄後，看護師は尿や便に出血などの異常がないか十分に観察します．

 ● 硬化剤EO（オルダミン®）の溶血作用により一過性にヘモグロビン尿（血尿）が出たり，治療中の出血に伴う黒っぽい便（タール便）が出ることがある．
● 治療部位の再出血と鑑別するために，血中ヘモグロビン値の推移や血圧の変動などに注意を払い慎重に検討を行う．

④EISでは約1週間の間隔をあけて数回の治療が必要となることがあります．医師に次の日程を確認し，患者やご家族に伝えるとともに，不安や緊張の緩和に配慮した声かけをします．

⑤術後の経過観察のために行う内視鏡検査や飲食開始の予定，持参薬の内服などについては，医師から病棟看護師に指示が出され，患者に伝えられます．

引用・参考文献

1. 小原勝敏ほか：消化器内視鏡ハンドブック改訂第2版（日本内視鏡学会編），日本メディカルセンター，p200-201，2017.
2. 日本門脈圧亢進症学会編：門脈圧亢進症取扱い規約 第3版，金原出版，2013.
3. 出月康夫ほか：食道静脈瘤に対する治療法の現況（食道静脈瘤硬化療法研究会と日本門脈圧亢進症研究会による全国アンケート調査）．日本医事新報，3517：23-29，1991.
4. 小原勝敏：食道静脈瘤の治療戦略．Gastroenterological Endoscopy，57：1347-1360，2015.
5. 椿　昌裕：はじめてでもやさしい内視鏡看護 内視鏡の検査・治療・看護，学研メディカル秀潤社，2014.

4.内視鏡的食道拡張術

● 内視鏡的食道拡張術は，食物の通過障害をきたしている食道狭窄を内側から押し広げて治療する方法で，バルーン拡張術や硬性ブジー法などの手技があります．

● バルーン拡張術は専用のバルーンを膨らませて狭窄部を拡張する手技で，低侵襲で安全性が高いため，現在，食道拡張術の主流となっています．

● 硬性ブジー法は先端が円錐状の筒を通過させて狭窄部を拡張する手技で，バルーン拡張術が困難・無効な症例において有効な場合があります．

Check

内視鏡的食道拡張術とは

概要

　食道の一部が狭くなることで食物の通過障害をきたしている状態を食道狭窄といい，その成因により，良性，悪性，食道がん治療後の3種類の狭窄に分類されています．

　内視鏡的食道拡張術は，経内視鏡的にこれらの食道狭窄を内側から押し広げて治療する方法で，①専用のバルーン（風船)をふくらませることで狭窄を広げるバルーン拡張術，②先端が円錐状の筒を用いて狭窄部を通過させ，段階的にサイズアップしていきながら少しずつ狭窄を広げていく硬性ブジー法などの手技があります．

適応

良性の食道狭窄

• 先天性食道狭窄症

　気管原基迷入型，線維肥厚型，膜様狭窄型の3つの病型に分けられます．線維肥厚型と膜様狭窄型は拡張術が有効であることが多いですが，気管原基迷入型の多くは外科的切除術が必要となります．

• 重度の逆流性食道炎

　胃酸の逆流によって食道粘膜に生じる炎症を逆流性食道炎といい，重度になると逆流した胃酸の滞留時間が長くなるため高度なびらんや潰瘍を形成し

食道狭窄を引き起こします.

- 腐食性食道炎に伴う瘢痕性食道狭窄

    強酸,強アルカリ,重金属塩などの組織傷害性が高い腐食性物質を飲んで発症し,多くは幼小児の誤飲や成人の自殺目的などによるものです.

- 食道アカラシア

    下部食道括約筋(食道と胃の接合部)の弛緩不全と食道体部の蠕動障害により食物の通過障害をきたします.希少疾患ですが男女年齢にかかわらず罹患し,生活の質(QOL)を著しく低下させます.

悪性の食道狭窄

- 食道がん

    早期がんや表在がんでは無症状のことが多いですが,進行すると多くの症例で狭窄が生じ,食物の通過障害をきたします.がんの深達度に応じて治療方針が大きく異なります.

食道がん治療後の食道狭窄

- 外科的切除後狭窄

    外科的切除後の自動吻合器による内翻全層一層縫合が原因で起こる「膜様狭窄」が多く,吻合部の粘膜のみが膜のように増殖して狭窄が生じます.

- 内視鏡的切除後狭窄

    内視鏡的粘膜切除術(EMR)や内視鏡的粘膜下層剥離術(ESD)により食道粘膜を広範囲に切除したときにできた潰瘍が治癒(瘢痕化)する過程で起こる「瘢痕狭窄」が多く,全層の瘢痕収縮(ひきつれ)によって狭窄が生じます.「膜様狭窄」と比較して狭窄が硬いため難治性となることがあります.

- 化学放射線療法後狭窄

    放射線照射と抗がん薬を併用した化学放射線療法後,治療に伴う炎症やがん消失後の食道内腔の狭小化,がん細胞の遺残などによって狭窄が生じることがあります.

禁忌または慎重を要する場合

- 狭窄部が長い場合・内腔の屈曲が強い場合・がんによる悪性の狭窄

    狭窄部の形態や病態に応じて拡張術が適応外となることがあります.

- 高度の血液凝固障害がある患者

    拡張術に伴う穿孔による出血リスクが高いため,抗凝固薬や抗血小板薬を服用している場合,休薬(または置換)が必要となることがあります.

- 食道穿孔を有する,または疑われる患者

    拡張により穿孔を広げるおそれがあるため,穿孔の診断と治療が優先されます.

    その他に,上部消化管内視鏡検査に伴う処置が禁忌の場合,患者の協力が得られない場合,拡張術を予定している部位に重度の炎症や瘢痕がある場合なども適応外となります.

手技手順

バルーン拡張術（図1，実例を図2に示す）

1 通常の上部消化管内視鏡検査に準じた咽頭麻酔を行い，血管を確保した後，必要に応じて鎮静薬・鎮痛薬を投与し，心電計，パルスオキシメーター，自動血圧計などのモニタリング装置を装着しセットします．

2 内視鏡をX線透視下で狭窄部付近まで進め，狭窄の程度，潰瘍の有無，炎症の程度などを細かく観察します．

3 バルーン拡張時の外径，バルーンの長さ，硬さなど，治療する狭窄に適したバルーンを決定します．

> **(!) Point** 例えば，狭窄が短ければ短いタイプ，狭窄が高度で屈曲が大きい場合などはガイドワイヤーに沿って安全かつ容易に狭窄部に挿入できるタイプを選択する．

4 内視鏡の鉗子孔からバルーンを挿入し，X線透視下で確認しながら慎重に進め，バルーン全体が狭窄部を超えるまで送り込みます．

> **(!) Point** 挿入中に抵抗が感じられた場合は無理に進めず操作を中断する．バルーン先端で管腔壁を損傷・穿孔する危険性があるため，原因が判明するまでは前進も後退もさせない．

5 バルーン部分が内視鏡の先端から完全に露出していることをX線透視下で確認し，バルーンの中央部が狭窄部にあたるように正確に配置します（図3）．

6 造影剤希釈液（例：造影剤と蒸留水の1：1混合液など）を充填した非血管系バルーン用加圧器にバルーンカテーテルを取り付けます．X線透視下および直視下でゆっくり加圧しながらバルーンを拡張し続け，希望する圧に達したら加圧を中止して，そのままの状態を約1分間保持します．

> **(!) Point** 疼痛や出血の有無を観察しながら，バルーンのノッチ（へこみ，くびれ）が消失することを目標に拡張する（図4）．

7 バルーンのノッチが消失し狭窄部の拡張が確認されたら減圧し，バルーンを完全に収縮させます．減圧後の狭窄の改善が不十分な場合や疼痛または

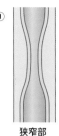

狭窄部

↓

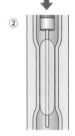

バルーンによる拡張

↓

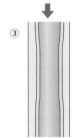

拡張後の狭窄部

図1 ● バルーン拡張術

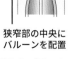

狭窄部の中央にバルーンを配置

図3 ● バルーンの配置

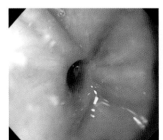

食道狭窄

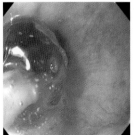

バルーン拡張

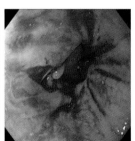
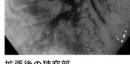

拡張後の狭窄部

図2 ● 食道狭窄に対するバルーン拡張術

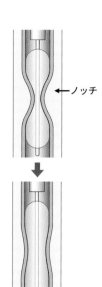

←ノッチ

図4 ● ノッチ消失

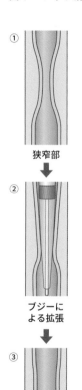

① 狭窄部

② ブジーによる拡張

③ 拡張後の狭窄部

図5 ● 硬性ブジー法

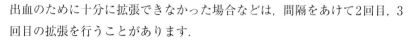

出血のために十分に拡張できなかった場合などは，間隔をあけて2回目，3回目の拡張を行うことがあります．

8 バルーン減圧後，拡張状態を観察し出血や穿孔の有無を確認します．軽度の出血であれば基本的に自然止血するため問題となりません．

9 食道壁を損傷しないように慎重に内視鏡を抜去し，治療終了となります．

硬性ブジー法（図5）

1 先端が円錐状の筒（硬性ブジー）を用いて狭窄部を通過させ，段階的にサイズアップしていきながら少しずつ狭窄を広げていく方法で，現在では，低侵襲性で安全性が高いバルーン拡張術が多くの症例で選択されています．

> (!) Point　バルーン拡張術が困難または無効な症例など，狭窄の形態や程度などに応じて硬性ブジーが有効である場合もある．

2 症例や目標とする食道径に応じて適切な硬性ブジーを準備します．

3 内視鏡を挿入し，慎重に狭窄部付近まで進めます．

4 鉗子孔からガイドワイヤーを挿入し，狭窄部を通過させます．

5 内視鏡下で狭窄部より肛門側の胃管にガイドワイヤーを通したら，抜けないように十分に注意しながら内視鏡を抜去します．

6 X線透視下で硬性ブジーをガイドワイヤーに沿わせて挿入します．

7 硬性ブジーが狭窄部に到達すると抵抗があり，患者の状態を観察し疼痛の有無を確認しながら慎重に押し込んでいきます．

> (!) Point　強引で無理な挿入は損傷・穿孔のリスクを高めるため，強い抵抗を感じたときは挿入を中止しサイズダウンする必要がある．

8 狭窄部を通過したら短時間（約1分）留置した後，硬性ブジーを抜去します．1回の治療ではデバイスを少しずつサイズアップしながら同様の手技を2〜3回繰り返します．

9 ガイドワイヤーを抜去し，再度内視鏡を挿入して狭窄部の拡張状態を観察するとともに，出血や穿孔の有無を確認します．軽度の出血であれば基本的に自然止血するため問題となりません．

10 食道壁を損傷しないように慎重に内視鏡を抜去し，治療終了となります．

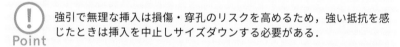

内視鏡的食道拡張術のケア

準備機器・物品

● 直視型電子内視鏡

- 拡張用バルーン，非血管系バルーン用加圧器（**図6**），造影剤希釈液（造影剤と蒸留水の1：1混合液など）
- 硬性ブジー
- X線透視装置，酸素配管またはボンベ，口腔内吸引器
- モニタリング装置（心電計，パルスオキシメーター，自動血圧計など）
- 注射器（20mLなど），注射針（18Gなど）
- 消化管内ガス駆除薬（ジメチコン［ガスコン®］），局所麻酔薬（リドカイン塩酸塩［キシロカイン®ゼリー2％，キシロカイン®ポンプスプレー8％］，鎮静薬（ミダゾラム［ドルミカム®］），鎮痙薬（ブチルスコポラミン臭化物［ブスコパン®］またはグルカゴン［グルカゴンGノボ］）
- マウスピース，ガーグルベースン，ガーゼ，防水シート，バスタオル，安楽枕，鈴（鎮静しない場合）
- 救急蘇生具セット
- 個人用防護具（PPE），放射線防護具

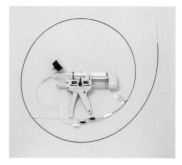

図6 ● 非血管系バルーン用加圧器

治療前のケア

①治療を始める前に，内視鏡による食道拡張術の目的と必要性，治療効果，手技の内容，使用する薬剤と副作用，合併症（偶発症）と発生頻度などについて説明文書を用いてていねいに説明し，十分に納得し同意が得られたら説明同意書に署名をしてもらいます．

②治療をするうえで必要不可欠な患者の情報を収集します．

- 食道拡張術の既往の有無と治療内容
- 狭窄の部位・長さ・程度
- 狭窄部より肛門側の消化管の状態
- 食道がんに伴う瘻孔形成や気管狭窄・気管支狭窄の有無
- 既往歴，感染症・薬剤過敏症（造影剤，鎮静薬など）の有無，平常時のバイタルサイン
- 抗凝固薬・抗血栓薬服用の有無　など

③治療前日の夜9時までに食事を終え，以降は絶食となります．

④必要機器・物品を準備し，すべての機器の動作確認をします．

⑤患者の姓名，生年月日，年齢をたずね，さらにID番号などによって本人であることを確認します．

⑥拡張時の外径や長さ，硬さなど，治療する狭窄に適したバルーンを準備します．

あらかじめ非血管系バルーン用加圧器のシリンジに造影剤希釈液（造影剤と蒸留水の1：1混合液など）を充填しておく.

⑦医師，看護師，技師は治療中の感染制御を目的として手袋，マスク，防水エプロン，ガウン，眼を十分におおえるゴーグルやフェイスシールドなどの個人用防護具（PPE），放射線被ばく予防を目的として放射線防護具を必ず身につけます.

⑧通常の上部消化管内視鏡検査に準じ，消化管ガス駆除薬を投与後，咽頭麻酔を行います.

⑨拡張術は繰り返しの手技に伴う患者の疼痛を緩和するために鎮静下で行うことが望ましく，鎮静する場合は静脈を確保し，必要に応じて追加投与しながら施行します.

⑩治療台の上に左側臥位となり，マウスピースを前歯で軽くくわえてもらい，外れないようテープでしっかり固定します.

患者の膝の間や腰背部と治療台の間に安楽枕や丸めたバスタオルなどを挟むことで圧迫が予防されるため安楽な姿勢を維持することができる.

⑪鎮痙薬，鎮静薬を投与します.

鎮静を行わない場合は患者に鈴を持たせ，バルーン拡張に伴う疼痛が出現したときは鈴を鳴らして知らせてもらうようあらかじめ説明しておく.

⑫患者の呼吸状態，意識レベル，バイタルサインをモニタリングします.

⑬出血などの緊急時に備えて，救急蘇生具セットを準備しておきます.

治療中のケア

①内視鏡を挿入後，バルーンを保護し可動性を高めるために，鉗子孔とバルーンにまんべんなく潤滑剤（キシロカイン®ゼリー）を塗布してから挿入を開始します.

多量の唾液が狭窄部に貯留すると拡張の妨げとなるので，素早く口腔内の吸引を行う.

②X線透視下でバルーンが狭窄部を超えて押し込まれたことを確認し，狭窄部がバルーンの中央に位置するように調整します.

③患者の表情，疼痛の有無，意識レベル，バイタルサインをモニタリングしながら，ゆっくり加圧してバルーンを拡張します.

● 1回の治療で2〜3回の拡張を行う.
● 数日から1週間程度の間隔をあけて繰り返し拡張を行うことがあるため，1回の拡張ごとに，使用したバルーンのサイズ，拡張時の圧・径・時間，疼痛の有無，患者の状態などを正確に記録し，次回の治療や継続看護に活用する.

④目標とする圧に達しバルーンのノッチが消失したら，1分程度留置したのち
　減圧してバルーンを完全に収縮させます．
⑤狭窄部の拡張状態を観察し，出血や穿孔がなければ，食道壁を損傷しないよ
　うに慎重に内視鏡を抜去し，治療終了となります．

治療後のケア

①治療終了後，咽頭麻酔の効果が消失するまで1時間程度かかるので，それま
　で飲食は控えるよう伝えます．1時間以上たったら含漱（うがい）や少量の水
　から試し，むせないようであれば飲食が可能となります．
②帰宅後，出血や穿孔の徴候である38℃以上の発熱，強い胸痛，皮下気腫，黒
　い便（タール便）などが認められたら，すみやかに病院に連絡し受診するよう
　に伝えます．また食道気管支瘻（食道と気管支の間に形成された瘻孔）を発症
　すると，唾液や胃液などが肺へ流れ込み肺炎や気管支炎を引き起こすことがあ
　るので，のどや前胸部の痛み，異物感や嚥下時痛，水分を飲んだときのむせや
　すさなどが認められたら，すみやかに病院に連絡し受診するように伝えます．

引用・参考文献

1.　椿　昌裕：はじめてでもやさしい内視鏡看護 内視鏡の検査・治療・看護，学研メディカル秀潤社，2014.

消化器内視鏡診療における抗血栓薬の休薬基準

● 日本消化器内視鏡学会から2012年に刊行された『抗血栓薬に対する消化器内視鏡診療ガイド
　ライン』(以下，ガイドライン)で規定されている抗血栓薬の休薬基準を以下に示す（ただし，
　抗血栓薬とは抗血小板薬［アスピリン，チエノピリジン誘導体など］と抗凝固薬［ワルファリ
　ン，ヘパリン，ダビガトランなど］を併せた総称とする）．
● 抗血小板薬・抗凝固薬の休薬：単独投与の場合
• 投薬の変更は内視鏡に伴う一時的なものにとどめる．

単独投与	内視鏡検査			
	観察	生検	出血低危険度	出血高危険度
アスピリン	◎	○	○	○/3～5日休薬
チエノピリジン	◎	○	○	ASA，CLZ置換/5～7日休薬
チエノピリジン以外の抗血小板薬	◎	○	○	1日休薬
ワルファリン	◎	○治療域	○治療域	ヘパリン置換
ダビガトラン	◎	○	○	ヘパリン置換

◎：休薬不要，○：休薬不要で可能，/：または，ASA：アスピリン，CLZ：シロスタゾール

（日本消化器内視鏡学会，藤本一眞ほか：Gastroenterological Endoscopy, 54 (7)：2095，2012より許可を得て改変・引用）

● 抗血小板薬・抗凝固薬の休薬：多剤併用の場合

• 生検・低危険度の内視鏡：症例に応じて慎重に対応する．

• 出血高危険度の内視鏡：休薬が可能となるまでは延期が好ましい．投薬の変更は内視鏡に伴う一時的なものにとどめる．

		アスピリン	チエノピリジン	チエノピリジン以外の抗血小板薬	ワルファリンダビガトラン
2剤併用		○/CLZ置換	5～7日休薬		
		○/CLZ置換		1日休薬	
		○/CLZ置換			ヘパリン置換
			ASA置換/CLZ置換	1日休薬	
			ASA置換/CLZ置換		ヘパリン置換
				CLZ継続/1日休薬	ヘパリン置換
3剤併用		○/CLZ置換	5～7日休薬		ヘパリン置換
		○/CLZ置換		1日休薬	ヘパリン置換
			ASA置換/CLZ置換	1日休薬	ヘパリン置換

○：休薬不要，／：または，ASA：アスピリン，CLZ：シロスタゾール

（日本消化器内視鏡学会，藤本一眞ほか：Gastroenterological Endoscopy，54（7）：2095，2012より許可を得て改変・引用）

● ガイドラインでは，消化器内視鏡検査・治療を出血の危険度から以下のように分類している．

● 出血危険度による消化器内視鏡の分類

①通常消化器内視鏡
• 上部消化管内視鏡（経鼻内視鏡を含む）
• 下部消化管内視鏡
• 超音波内視鏡
• カプセル内視鏡
• 内視鏡的逆行性膵胆管造影

②内視鏡的粘膜生検（超音波内視鏡下穿刺吸引術を除く）

③出血低危険度の消化器内視鏡
• バルーン内視鏡
• マーキング（クリップ，高周波，点墨，など）
• 消化管，膵管，胆管ステント留置法（事前の切開手技を伴わない）
• 内視鏡的乳頭バルーン拡張術

④出血高危険度の消化器内視鏡
• ポリペクトミー（ポリープ切除術）
• 内視鏡的軟膜切除術
• 内視鏡的粘膜下層剝離術
• 内視鏡的乳頭括約筋切開術
• 内視鏡的十二指腸乳頭切除術
• 超音波内視鏡下穿刺吸引術
• 経皮内視鏡的胃瘻造設術
• 内視鏡的食道・胃静脈瘤治療
• 内視鏡的消化管拡張術
• 内視鏡的粘膜焼灼術
• その他

（日本消化器内視鏡学会，藤本一眞ほか：Gastroenterological Endoscopy，54（7）：2079，2012より許可を得て改変・引用）

- ガイドラインでは，休薬による血栓塞栓症の高発症群を抗血小板薬と抗凝固薬に分けて以下のように示している．
- 休薬による血栓塞栓症の高発症群

①抗血小板薬関連
- 冠動脈ステント留置後2か月
- 冠動脈薬剤溶出性ステント留置後12か月
- 脳血行再建術（頸動脈内膜剥離術，ステント留置）後2か月
- 主幹動脈に50％以上の狭窄を伴う脳梗塞または一過性脳虚血発作
- 最近発症した虚血性脳卒中または一過性脳虚血発作
- 閉塞性動脈硬化症でFontaine 3度（安静時疼痛）以上
- 頸動脈超音波検査，頭頸部磁気共鳴血管画像で休薬の危険が高いと判断される所見を有する場合

②抗凝固薬関連*
- 心原性脳塞栓症の既往
- 弁膜症を合併する心房細動
- 弁膜症を合併していないが脳卒中高リスクの心房細動
- 僧帽弁の機械弁置換術後
- 機械弁置換術後の血栓塞栓症の既往
- 人工弁設置
- 抗リン脂質抗体症候群
- 深部静脈血栓症・肺塞栓症

*ワルファリン等抗凝固療法中の休薬に伴う血栓・塞栓症のリスクはさまざまであるが，一度発症すると重篤であることが多いことから，抗凝固療法中の症例は全例，高危険群として対応することが望ましい．

（日本消化器内視鏡学会，藤本一眞ほか：Gastroenterological Endoscopy, 54 (7)：2084, 2012より許可を得て改変・引用）

- 現在，わが国で使用されている代表的な抗血栓薬を以下に示す．
- 代表的な抗血栓薬

抗血栓薬		出血低危険度	主な商品名
抗血小板薬	アスピリン	アスピリン・ダイアルミネート配合剤	バファリン
		アスピリン	バイアスピリン®
	チエノピリジン誘導体	チクロピジン塩酸塩	パナルジン®
		クロピドグレル硫酸塩	プラビックス®
	チエノピリジン以外の抗血小板薬	シロスタゾール	プレタール®
		イコサペント酸エチル	エパデール，エパデールS
		サルポグレラート塩酸塩	アンプラーグ®
		ベラプロストナトリウム	ドルナー®，プロサイリン®
		リマプロストアルファデクス	オパルモン®，プロレナール®
		トラピジル	ロコルナール
		ジラゼプ塩酸塩水和物	コメリアン®
		ジピリダモール，ジピリダモール徐放剤	ペルサンチン®，ペルサンチン®L
		オザグレルナトリウム	キサンボン®，キサンボン®S
抗凝固薬		ワルファリンカリウム	ワーファリン
		ダビガトランエテキシラートメタンスルホン酸塩	プラザキサ®
		リバーロキサバン	イグザレルト®

5. ポリペクトミー

Clinical Nursing Skills ｜ Gastroenterology Nursing

Check

- ポリペクトミーの概要・適応・禁忌・手技手順を理解します.

- 治療時間は内視鏡検査より長くなる場合が多いため，患者への声かけを行い不安を和らげるようにします.

- 大腸壁の穿孔により急性腹膜炎が起こる場合があるので注意が必要です.

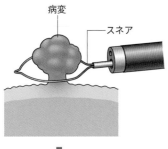
病変／スネア

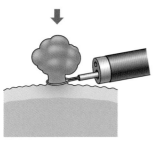
1〜2秒間通電してスネアを締める

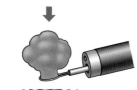

凝固波＋切開波などを用いて
ポリープを切除する
病変の回収→組織検査

図1 ● ポリペクトミー

ポリペクトミーとは

概要

　内視鏡的ポリペクトミーは，内視鏡的粘膜切除術（EMR）のように粘膜下層に生理食塩液を注入せずに病変の切除を行う手技です.したがって，適応となる病変の形態は有茎性あるいは亜有茎性の病変です.大腸病変に対して施行されることが多くあります.

適応

　10mm以下の有茎性,亜有茎性のみの病変が適応となります（亜有茎性の病変はEMRあるいは内視鏡的粘膜下層剥離術〔ESD〕で行われることが多い）.

禁忌

- 出血傾向の強い症例
- 抗凝固薬，抗血小板薬の休薬ができない症例
- 全身状態が不良な症例

手技手順（図1，実例を図2に示す）

1　病変部が視野に安定できるかどうか，スコープを抜き差しして確認します.

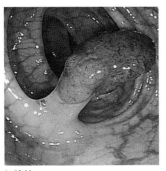
切除前

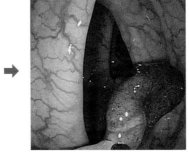
スネアリング

図2 ● ポリペクトミーの実際

2 病変の基部に高周波スネアをかけます．出血が危惧される症例では，先に留置スネア，クリップを基部にかけて病変部を虚血状態にしてスネアをかける場合もあります．

> (!) Point　高周波スネアのかけ方は，基部ギリギリ，病変部ギリギリは避ける．

3 高周波スネアがかかったら，そのまま少し持ち上げて周囲組織に接しないように通電し，徐々に高周波スネアを締めていきます．

> (!) Point　高周波スネアをあまり締めずに切除すると，スネア先端で正常粘膜を損傷することがあるので注意する．

4 切除した病変部を回収ネットなどで回収します．

> (!) Point　出血，穿孔（翌日などに起こる遅発性の穿孔もある）などの偶発症に注意する．

ポリペクトミーのケア

準備機器・物品（図3）

処置用の内視鏡（医師に確認），高周波焼灼電源装置，スネア，止血用クリップ，回収ネット，留置スネア

> (!) Point　亜有茎性の病変に対してはEMRに変更する場合もある．生理食塩液，局注針，病変の染色に使用するインジゴカルミンなど，EMRに必要な機器，物品も迅速に準備できるようにする（p.74参照）．

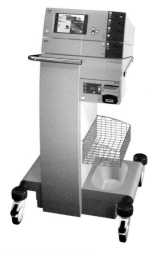
高周波焼灼電源装置
（写真提供：株式会社アムコ）

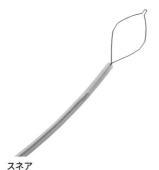
スネア
（写真提供：オリンパス株式会社）

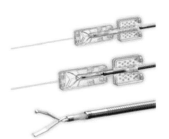
止血用クリップ

図3 ● ポリペクトミーに用いられるデバイス

治療前のケア

①患者の情報収集，本人確認，ポリペクトミー同意書の確認，前処置や説明は
　EMRと同様に行います（p.74参照）.
②感染防止のために防水エプロン，サージカルガウン，マスク，ゴーグル，グ
　ローブを装着します.

治療中のケア

①前投薬（仰臥位），対極板の装着（左側臥位）などはEMR時と同様に行います.
②内視鏡を挿入後（医師），病変部を確認します．施行可能であると医師が判断
　すると，スネアが要求されます.

- EMRと同様に医師の指示に従ってスネアの開閉を行うが，有茎性の病変で茎が太いと，スネアを閉鎖したときに感じる抵抗が，通常のEMRで感じる抵抗より大きく感じられるので，抵抗の程度を医師に頻回に報告する.
- 大腸の有茎性ポリープでは，スネアを閉じて通電しても切除がなかなかできないケースがあり，また，切除直後に顕著な出血をきたす場合もある．クリップや留置スネアは，つねに素早く準備できるようにしておくことが肝要である.
- 近年では内視鏡的に明らかな腺腫病変に対しては通電を行わないcold snare polypectomy（CSP）が一般的に施行される．狭帯域光観察（NBI）や拡大内視鏡検査でがんが否定された大きさ10mm以下の病変が適応となる.「大腸ポリープ診療ガイドライン2020改訂第2版」では，CSPの適応は径10mm未満の非有茎性の腺腫であり，径5mm以下の病変に推奨され，径6〜9mmの病変には容認されるとしている．ただし，径5mm以下の病変でもがんの疑いがある病変や表面陥凹型病変に対しては行わないことを提案している[1].
- 施行にあたっては専用のスネアを用いることでポリープの完全な切除が容易となる（図3）.
　まず病変が10mm以下の非有茎性であり，明らかにがんを思わせる所見がなく，表面陥凹型病変ではないことを確認したのちに病変を視野の4時方向から5時方向に置き，専用スネアで病変を把持し，通電せずに病変を切除する．医師の合図に従ってスネアを完全に締め込んで病変を切除するが，必ずスネアを締め込む合図を医師，看護師が確認し合うことが重要と考えている．筆者の施設では切除後の断端にクリップによる止血を行う場合もある.

③切除部分からの出血の有無を医師が確認し，止血が必要と思われる場合は止
　血用クリップ，止血用散布剤（トロンビン，アルギン酸ナトリウム，スクラ
　ルファートなど）が要求されるので準備し，指示に従って止血を行います.

止血用クリップの使用数（アルゴンプラズマ凝固装置による止血では焼灼数）を記録する.

④治療時間は通常，内視鏡検査より長くなることが一般的なので，より多く患
　者への声かけを行い，治療が順調に進行していることを伝え，不安感をでき
　るかぎり和らげる努力をします.

治療後のケア

①EMRのケアに準じて行われますが，日帰りで切除が行われることもあります．安静時間，飲水，飲食の再開などの条件が厳守できる患者にかぎられます．
②出血や穿孔の偶発症に注意します．

● 観察項目
・バイタルサイン
・悪心・嘔吐，腹部膨満感の有無
・腹痛，腹膜刺激症状の有無
・便の性状（病棟看護師が一緒に観察することを伝える）

大腸壁の穿孔に伴う急性腹膜炎

● 大腸壁の穿孔によって腹膜に消化管液の滲出や細菌感染による化学的刺激が生じると，防御反応として炎症が起こるものを腹膜炎という．
● 一般的には，腹部全体の圧痛のほか，嘔吐，高熱，腹部膨満，排ガスの停止などがみられるが，細菌の混合感染を伴う腹膜炎が腹腔内全体に及ぶと，重篤な汎発性腹膜炎となる．
● 有用な診断として，筋性防御がある．初期では腹壁の筋肉の緊張がみられる程度だが，病状進行とともに腹部全体が板のように硬くなる板状硬として現れる．また，腹膜炎が起こっている腹壁を手の平でゆっくり圧迫し，急に離したときに強い疼痛を訴える反跳痛（ブルンベルグサイン）も診断に有用な徴候である．
● 高齢者では疼痛や発熱が軽微なこともあるため，注意深い観察が必要である．

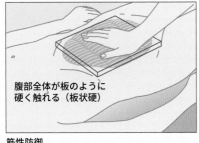
筋性防御

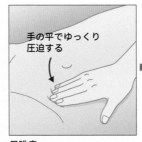
反跳痛

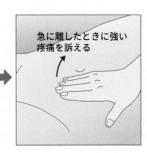

引用・参考文献

1. 日本内視鏡学会：大腸ポリープ診療ガイドライン2020改訂第2版，p.85，南江堂，2020.

6. 内視鏡的逆行性胆管ドレナージ術
endoscopic retrograde biliary drainage：ERBD

Check

- ● ERBDは，閉塞した胆管と十二指腸の間にステントを留置して胆汁の流れを回復する手技で，内瘻法ともいいます．

- ● ERBDは，胆汁を鼻から体外に排出するENBD（外瘻法）と異なり，胆汁の流れが生理的であり患者の負担を軽減できるため，広く普及しています．

- ● 検査・治療の際はPPEに加え，放射線防護具を必ず着用します．

ERBDとは

概要

　肝臓でつくられた胆汁は胆管を経て十二指腸に排出され，脂肪の消化吸収に重要な役割を果たします．種々の原因により胆管が閉塞すると，腸に排出されるはずの胆汁が胆管内にうっ滞するため血液中のビリルビンが増加し，皮膚や目などに黄疸が現れます．この状態を閉塞性黄疸といい，治療せずに放置すると肝機能不全となり，胆道は易感染状態となるため胆管炎を併発します．重症化するとショックや意識障害が現れ致命的となることがあるため，早急な診断と治療が必要となります．

　内視鏡的逆行性胆管ドレナージ術（endoscopic retrograde biliary drainage：ERBD）は，閉塞した胆管と十二指腸の間にステントというチューブを挿入・留置することによって胆汁の流れを回復・改善する手技で，内瘻法ともいいます．一方，内視鏡的経鼻胆管ドレナージ術（endoscopic nasobiliary drainage：ENBD）は，鼻から胆管内に挿入した細長いチューブを通して胆汁を体外に排出する手技で，外瘻法ともいいます．ERBD，ENBDともに内視鏡的逆行性胆管膵管造影（endoscopic retrograde cholangiopancreatography：ERCP）により病変部を十分に評価したうえで実施されます．それぞれに一長一短があり症例に応じて選択されますが，体外排出に伴う水・電解質バランスの乱れや消化吸収障害が起こりやすいENBDと異なり，ERBDは胆汁の流れが生理的であり患者の負担を軽減できるため，広く普及しています．

適応

ERBDが適応となるのは以下のような疾患です.

良性疾患

- 胆管結石, 一部の胆嚢結石, 結石による高度の胆管炎, 慢性膵炎, 良性胆管狭窄, 良性胆管腫瘍など

悪性疾患

- 膵頭部がん, 胆管がん, 胆嚢がん, 乳頭部がん, 消化管がんの転移による胆道狭窄, 肝門部に閉塞を認める肝細胞がん, 胃がんのリンパ節転移など

禁忌

ERBDが禁忌となるのは, ERCPの禁忌に準じて, 以下の症状がある患者です.

①急性膵炎の患者:ただし, 総胆管結石の嵌頓に伴う急性胆管炎や胆石性膵炎は緊急ERBDの適応

②慢性膵炎の急性増悪期の患者

③全身状態が著しく不良な患者

④食道, 胃, 十二指腸の狭窄により内視鏡挿入が困難な患者

⑤造影剤過敏症 (アナフィラキシーショック) の既往がある患者

手技手順 (図1, 実例を図2に示す)

1 「ERCPの検査手順」に準じて, 消化管ガス駆除薬, 咽頭麻酔薬を投与し, 腹臥位となりマウスピースを装着し, 血管を確保し鎮痙薬, 鎮静薬を投与します (p.63参照).

2 「ERCPの検査手順」に準じて, 十二指腸ファイバースコープを挿入し, 十二指腸乳頭の開口部からカニューレを挿管して造影剤を注入し, 胆管造影を行います (p.63参照).

3 胆管の狭窄部位と程度を確認し, 十二指腸までの距離を計測して適切な長さの内瘻用ステントを決定します.

4 ガイドワイヤーを, 狭窄部を越えた上方 (肝臓側) の胆管まで挿入します.

5 ガイドワイヤーにガイドカテーテルを通し, ガイドカテーテルの先端が狭窄部を越えた上方の胆管に届くように慎重に押し進めます.

6 ガイドワイヤーにステントとプッシングチューブを通し, ステントの先端が狭窄部を越えた上方の胆管に位置するようにプッシングチューブで押し込みます. さらにステントの末端が十二指腸内に残るように調節します.

7 ステントを留置し, ガイドワイヤー, ガイドカテーテル, プッシングチューブを抜去し, 胆汁の流出が確認できたら内視鏡を抜去し, 治療終了となります.

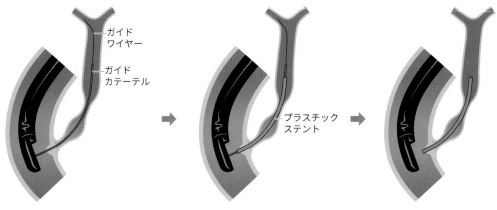

内視鏡で十二指腸乳頭部から胆管へ
ガイドワイヤーを挿入．必要時，内
視鏡的乳頭括約筋切開術（EST）を
行う．

ガイドワイヤーにガイドカテーテル
を通したステントを通して，プッシ
ングチューブで先進させる．

ステントが狭窄部を越えて目標地点
まで達したところでガイドワイ
ヤー，ガイドカテーテル，プッシン
グチューブを抜いてステントを留置
する．

図1 ● ERBDの手順

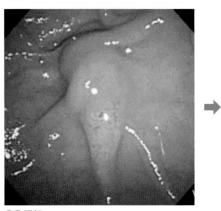

①乳頭部

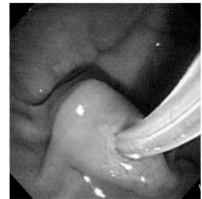

②カテーテル挿入

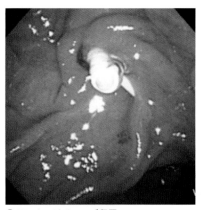

③ドレナージチューブ留置

図2 ● ERBDの実際例

ERBDのケア

準備機器・物品 (図3, 4)

- 十二指腸スコープ (後方内視鏡), 内視鏡用光源, 内視鏡モニター, X線装置, X線TVモニター
- 医療用潤滑剤 (スループロゼリー)
- モニタリング装置 (心電計, パルスオキシメーター, 自動血圧計など)
- 造影用カニューレ
- ERBDキット (内瘻用ステント, ブッシングチューブ, ガイドカテーテル, ガイドワイヤーなど)
- マウスピース, 安楽枕, バスタオル, ガーグルベースン, 生理食塩液, 滅菌ボール, 消毒用アルコール綿, 雑ガーゼ
- ディスポーザブル注射器・注射針, クランプ用鉗子
- 前投与薬：消化管ガス駆除薬, 表面局所麻酔薬, 鎮痙薬, 鎮静薬と拮抗薬
- 造影剤
- 個人用防護具 (PPE), 放射線防護具
- 救急蘇生具セット (緊急時)　など

[内視鏡的乳頭括約筋切開術 (EST) 実施時]

- 高周波焼灼電源装置, 電極コード, 処置デバイス (パピロトーム), 対極板　など

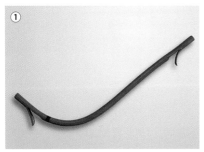

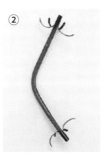

図3 ● 内瘻用ステント
①ストレート型ステント (両端に迷入・逸脱防止用フラップがついている)
②ピッグテール型ステント (両端のピッグテールによって迷入・逸脱を防止する)

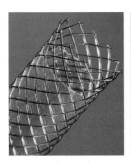
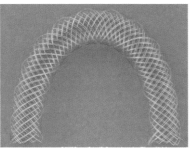

図4 ● メタリックステント (右はカバー型)

インフォームド・コンセント

ERCPによる検査とERCP関連手技（ESTやERBD）による治療を行う前に，それらの目的，内容，危険性について説明文書を用いててていねいに説明し，患者が十分に納得したうえで同意署名を得る必要があります．

①病名と病態

②各手技の内容・必要性・有用性・目的・効果

③危険性（偶発症）とその発生率と死亡率

④偶発症発生時の対応

⑤他の治療法

⑥医療行為を行わなかった場合に予想される経過（予後）　など

全身状態の把握

問診や検査を行い，患者の全身状態を把握します．

①既往歴，合併症，薬剤アレルギー（歯の治療などの局所麻酔で気分が悪くなったことがある，造影剤に対する過敏症の既往がある　など）の有無

②狭心症・心筋梗塞・心不全などの心臓病，緑内障，前立腺肥大症，糖尿病などの有無

③抗凝固薬や抗血栓薬の内服の有無（p.105参照）

④血液検査（血算・生化学・血液凝固能・感染症），胸腹部X線検査，心電図検査

⑤バイタルサインのモニタリング　など

本人確認

患者に姓名，生年月日，年齢をたずね，さらにID番号などによって本人確認を行います．

前処置

以下の手順で前処置を行います．

①血管を確保し，プロテアーゼ阻害薬（膵炎予防），消化管ガス駆除薬，咽頭麻酔薬を投与します．

②透視台の上で腹臥位となり顔を右側に向けてから，右胸部に安楽枕などを置いて体位を安定させ，マウスピースを装着します．

③EST実施時は高周波焼灼電源装置を用いるので，ディスポーザブル対極板の全面積が密着するように患者の腰部や大腿部または下腿部などの皮膚表面に貼付します．

Point

- 対極板（図5）は手技で使用した高周波電流を安全に装置本体に戻すもう一つの電極で，術野にできるだけ近く，平坦で血行のよい筋肉質の部位を選択して貼付する．対極板と患者との接触状態を常時監視する「対極板接触不良モニター機能」を搭載する高周波焼灼電源装置が多い．そのような機能がない装置であれば，使用時に対極板の全面積が密着しているかつねに監視することが重要である．接触不良は熱傷の原因となる．
- 肌が乾燥していると（肌のかさつきや角質，冬場の乾燥状態，高齢者，透析患者など），接触不良のアラームが鳴動してしまうことがあるので，濡れたガーゼなどで肌を拭いた後，しっかり乾かしてから貼付すると正常に作動するようになる（接触不良となるため濡れたまま貼付しないこと）．
- 身につけた金属類（メガネ，イヤリング，ピアス，ネックレス，時計，指輪，義歯［部分義歯も］，湿布薬，磁気治療器など）も熱傷の原因となるため，外し忘れがないか再度確認する．

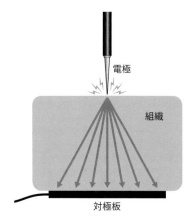

図5 ● 対極板での高周波電流の回収

④医師の指示により，鎮痙薬，鎮静薬を投与します．

Point

意識レベル，呼吸状態，バイタルサインのモニタリングなど，患者の全身状態を十分に観察する．

感染制御・放射線被ばく予防

　医師，看護師，技師は検査・治療中の感染制御を目的として手袋，マスク，防水エプロン，ガウン，眼を十分におおえるゴーグルやフェイスシールドなどの個人用防護具（PPE），放射線被ばく予防を目的として放射線防護具を必ず身につける．

治療中のケア

①異常を早期発見するために，全身状態を慎重に観察するとともに，わずかなバイタルサインの変動にも注意を払い，継続的なモニタリングを行います．

②「ERCPの検査中のケア」に準じて，胆管の造影を行い狭窄部位・程度を確認します（p.63参照）．

Point

造影剤の使用によりアナフィラキシーショック（呼吸困難，血圧低下，意識障害，心停止）を発症することがあるため，緊急時に備えて救急蘇生具セットを準備しておく．

③必要に応じてESTを実施した後，さらに必要があればバルーンを用いて狭窄部の拡張を行うことがあります．

④胆管内にガイドワイヤーを残し，造影用カニューレ，EST処置デバイス（パピロトーム）を抜去します．

⑤医師が決定した内瘻用ステントを用意します．

⑥ガイドワイヤーにガイドカテーテルを通し，内視鏡下・X線透視下でガイドカ

テーテルの先端が狭窄部を越えた上方の胆管に届くように慎重に挿入します.

 使用するガイドワイヤーの操作性を高めるために，あらかじめ生理食塩液でフラッシュしておく.

⑦ガイドワイヤーにステントとブッシングチューブを通し，ステントの先端が狭窄部を越えた上方の胆管に位置するようにブッシングチューブで押し込み，ステントの末端が十二指腸内に残るように調節して留置します.

 ブッシングチューブがたわんでいると留置するステントの末端に力が伝わりにくく十分に押し込むことができないので，ガイドカテーテルを軽く引っ張ってたわみを解消する.

⑧ガイドワイヤー，ガイドカテーテル，ブッシングチューブを抜去し，胆汁の流出が確認できたら内視鏡を抜去し，治療終了となります.

治療後のケア

①帰室後，全身状態のモニタリングやバイタルサインのチェックを行います. とくに膵炎の徴候である上腹部痛（みぞおちあたりの痛み．前かがみになると緩和する），背部痛，腹部膨満感，悪心・嘔吐，発熱などの症状の有無を確認します.

- ●ERCPに伴う造影剤の膵管内注入やカニュレーション刺激が，膵管内圧の上昇をまねき急性膵炎を発症することがある. 高頻度に起こり死亡例もあるため，早期に診断し迅速な対応が重要である.
- ●上記①に示した症状に加えて，治療後の血液検査でアミラーゼやリパーゼなどの膵酵素が高値であれば急性膵炎が疑われ，CTなどの画像診断を行う.

②鎮静に伴う呼吸抑制，血圧低下，覚醒遅延などの症状が強い場合は，医師の指示により拮抗薬を投与します.

③病棟看護師への申し送りは，

1）内容（手技，治療時間，部位，留置ステントのサイズなど）

2）出血の有無

3）使用薬剤（種類，回数，量など）

4）バイタルサインの変動

5）トータルのin/outバランスなど

を正確に可能なかぎり詳細に行います.

④患者やご家族に対し，ねぎらいの言葉をかけます.

⑤治療に使用した内視鏡や処置デバイスなどのすべての器具を洗浄・消毒して片づけ，必要な物品の補充やメンテナンスなど治療室の環境を整備します.

内視鏡的乳頭括約筋切開術（EST）および内視鏡的乳頭バルーン拡張術（EPBD）

- ESTとは，十二指腸乳頭の開口部から胆管内に挿入した高周波メス（パピロトームなど）で乳頭括約筋を切開することによって開口部を切り広げる手技である．

- 高周波焼灼電源装置を使用するため，皮膚表面にその全面積が密着するように対極板を貼付し，身につけた金属類をすべて外す．アルミニウムを支持体とするニトロダーム®TTS®（狭心症治療薬）やニコチネル®TTS®（禁煙補助薬）などの経皮吸収型貼付剤も熱傷の危険性があるため，医師や放射線科に報告し指示を受ける．

- 出血傾向を有する場合は禁忌であり，抗血栓薬を内服している場合は休薬または置換する必要がある．

- EPBDは，十二指腸乳頭の開口部から胆管内に挿入したバルーンカテーテルを拡張することによって開口部を押し広げる手技である．

- 出血するリスクは低いが，バルーン拡張に伴う膵管口の挫滅や圧排が原因で膵炎を発症するリスクが高い．適応は，出血傾向を有する患者（肝硬変や血液疾患合併例，抗凝固療法中など），EST手技が困難な再建切除胃症例（Billroth-II法またはRoux-en Y法）や傍乳頭憩室症例などである．

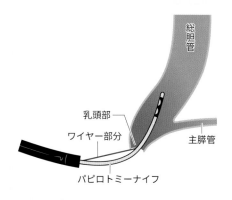
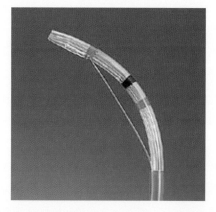

総胆管

乳頭部

ワイヤー部分

主膵管

パピロトミーナイフ

ESTとパピロトーム
パピロトームに装着したカッティングワイヤーを弓のように張り（張りすぎない），高周波電流によって乳頭括約筋を切開する．

引用・参考文献

1. 日本消化器内視鏡学会：消化器内視鏡ハンドブック改訂第2版，日本メディカルセンター，2017.
2. 糸井隆夫編：胆膵内視鏡の診断・治療の基本手技，羊土社，2008.
3. 椿　昌裕：はじめてでもやさしい内視鏡看護 内視鏡の検査・治療・看護，学研メディカル秀潤社，2014.

第3章　内視鏡治療とケア

7. 内視鏡的経鼻胆管ドレナージ術
endoscopic naso-biliary drainage:ENBD

Check

● ENBDは，ERBDとともに閉塞性黄疸の治療法の1つで，胆管から鼻孔に通した細長いチューブを用いて胆汁を体外に排出する手技で，外瘻法ともいいます．

● ドレナージ効果が正確に観察できる，チューブの洗浄ができるため閉塞を予防できる，種々の検査に利用できるなどの長所がありますが，疼痛や不快感に伴うQOLの低下や，自然脱落・自己抜去の危険性などの短所があります．

ENBDとは

概要

　内視鏡的経鼻胆管ドレナージ術（ENBD）は，内視鏡的逆行性胆管ドレナージ術（ERBD）とともに閉塞性黄疸を治療する手技の1つで，十二指腸乳頭から閉塞した胆管内に挿入した細長いチューブを通して，胆汁を鼻孔から体外に排出する方法です．「体内」で胆汁の流れを回復・改善するERBDが「内瘻法」というのに対し，「体外」に胆汁を排出するENBDは「外瘻法」といいます．

適応

　ENBDが適応となるのは，ERBDと同様です（p.112参照）．

禁忌

　ENBDが禁忌となるのは，ERBDと同様です（p.112参照）．

手技手順

1 「ERCPの検査手順」に準じて，消化管ガス駆除薬，咽頭麻酔薬を投与し，腹臥位となりマウスピースを装着し，血管を確保し鎮痙薬，鎮静薬を投与します（p.64参照）．

2 「ERCPの検査手順」に準じて，内視鏡を挿入し，十二指腸乳頭の開口部から造影用カニューレを挿管して造影剤を注入し，胆管造影を行います（p.65参照）．

3 胆管の狭窄部位と程度を確認したら，ガイドワイヤーを残し，造影用カニューレを抜去します．

4 ガイドワイヤーを，狭窄部を越えた上方（肝臓側）の胆管まで挿入します．

5 ENBDチューブをガイドワイヤー誘導下に鉗子孔から挿入します．

6 チューブの先端が目的とする胆管まで到達したら留置し，X線透視下でENBDチューブの先端の位置が動いて逸脱しないように，ゆっくりと慎重に内視鏡を抜去します（**図1**）．

7 内視鏡が口腔外に出たらガイドワイヤーを抜去し，内視鏡の先端から出ているENBDチューブを誤って落とさないようしっかり把持して内視鏡から取り外します（このときENBDチューブは唾液などの分泌物で滑りやすくなっているので要注意）．

8 ENBDを鼻腔外に誘導するために，まず鼻腔から潤滑剤を塗布したネラトンカテーテルを挿入します．舌圧子と喉頭鏡で視野を確保しながら，中咽頭に到達したネラトンカテーテルを鑷子で把持して口腔外に引き出します（**図2**）．

9 ENBDチューブの先端を口腔外に出したネラトンカテーテルの先端孔に深めに挿入して接続します．

10 鼻腔側のネラトンカテーテルを手前に引いてENBDチューブを鼻腔外に取り出します．

11 X線透視下でENBDチューブ先端が目的の位置にあり，口腔内および鼻腔内でねじれやたわみがなく，胆汁が排出されることを確認します．

12 ENBDチューブを鼻翼・頬部・頸部の3か所をテープで固定し，胆汁ドレナージバッグに接続します．

第3章 内視鏡治療とケア

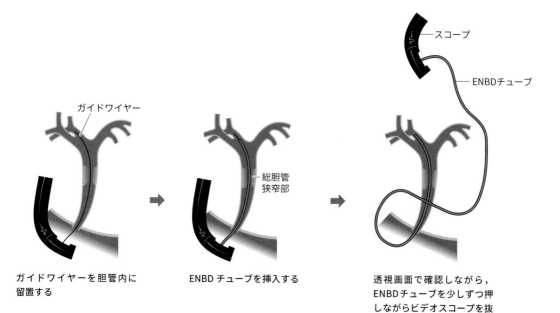

ガイドワイヤー

スコープ

ENBDチューブ

総胆管狭窄部

ガイドワイヤーを胆管内に留置する

ENBDチューブを挿入する

透視画面で確認しながら，ENBDチューブを少しずつ押しながらビデオスコープを抜去してくる

図1 ● ENBDの手技

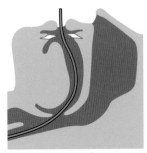

①ENBDチューブが口から出た状態

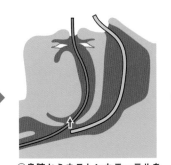

②鼻腔からネラトンカテーテルを挿入する

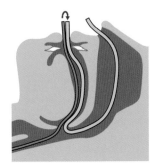

③咽頭に達したネラトンカテーテルを口の外に出し，ENBDチューブの先端をネラトンカテーテル内に挿入する

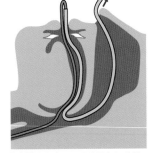

④鼻腔から出ているネラトンカテーテルを引き出す

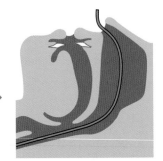

⑤ENBDチューブを鼻腔に誘導した状態

図2 ● 鼻腔への誘導法

ENBDのケア

準備機器・物品

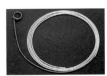

フレキシマENBD
チューブ

- ENBDチューブ（図3）
- ネラトンカテーテル
- 舌圧子，喉頭鏡，鑷子
- 胆汁ドレナージバッグ　など

その他に，ERBDで使用する機器・物品（p.115参照）

α型ENBD
チューブ　　逆α型ENBD
　　　　　　チューブ

図3 ● ENBDチューブ

ENBDの長所・短所

長所

①ドレナージ効果が観察できる

②胆汁の排出量・性状が把握できる

③チューブを洗浄できるため閉塞を防止できる

④胆管造影・胆汁細胞診に利用できる

⑤チューブを容易に外せる　など

短所

①鼻孔からチューブを出す外瘻法に伴う咽頭の疼痛や不快感などのために患者
　の生活の質（QOL）が低下する

②自然脱落をすることがある

③高齢者等のせん妄，意識が不清明な重症例，認知症などで自己抜去の危険性
　がある

④電解質異常や脱水の原因となる

⑤長いチューブのねじれや屈曲に伴うドレナージ不良により胆管炎を合併する
　危険性がある　など

● 排出された胆汁の量や性状を十分に観察する．排出時の正常な胆汁は黄
　褐色であるが，感染していると緑色を呈する（ただし，ドレナージバッグ
　内に貯留した胆汁も酸化により緑色に変化する）．
● 排液量はおよそ500 ～ 1000mLが目安で，少なければチューブのねじれ
　や屈曲，閉塞を疑う．

治療前・治療中・治療後のケア

①ERBDにおけるそれぞれのケアに準じます（p.116 ～ 118参照）．

②ENBDチューブの自然脱落・自己抜去には十分に注意します．

● ENBDチューブの固定が不十分であるとわずかな体動
　でも脱落することがあるため，鼻翼・胸部・頸部の3点
　でしっかりテープ固定する必要がある（図4）．
● 高齢者等のせん妄，意識が清明でない重症例，認知症な
　どでは自己抜去の危険性もあるため，最小限の身体抑
　制を行うことがあることを患者やご家族にていねいに
　説明し，十分に納得したうえで同意を得る必要がある．

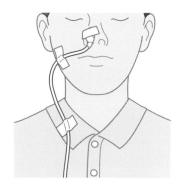

図4 ● ENBDチューブの固定法

胆管炎

● 腫瘍や結石などを原因とする胆管の閉塞によって胆汁の流れが停滞すると，細菌が増殖し感
　染症を引き起こす．胆管に起こるものを胆管炎，胆嚢に起こるものを胆嚢炎という．

● 急性胆管炎は，①右上腹部痛，②黄疸，③発熱の3つの症状（シャルコーの3徴）を特徴とし，
　これに④ショック，⑤意識障害を加えた5つの症状（レイノルズの5徴）をすべて満たすと重症
　急性胆管炎（急性閉塞性化膿性胆管炎）の合併が疑われる．診断・治療が遅れると急速に重篤
　化し，敗血症，播種性血管内凝固症候群（DIC），多臓器不全に陥り，死にいたることがある．

引用・参考文献

1.　日本消化器内視鏡学会：消化器内視鏡ハンドブック改訂第2版，日本メディカルセンター，2017.
2.　糸井隆夫編：胆膵内視鏡の診断・治療の基本手技，羊土社，2008.
3.　椿　昌裕：はじめてでもやさしい内視鏡看護 内視鏡の検査・治療・看護，学研メディカル秀潤社，2014.

8. 経皮内視鏡的胃瘻造設術
percutaneous endoscopic gastrostomy：PEG

Check

● PEGとは，摂食嚥下障害などにより経口摂取が困難な症例に対し，栄養剤などを胃に直接投与するために内視鏡を用いて胃壁と腹壁の間に瘻孔を造設する手術です．

● PEGの手技はプル法・プッシュ法・イントロデューサー法の3種類，固定法は，外部ストッパー（ボタン型・チューブ型）と内部ストッパー（バンパー型・バルーン型）の4通りの組み合わせがあり，症例に即して選択されます．

● PEGの治療前・治療中・治療後の各ケアについて理解しておきます．

● 口腔咽頭を経由するプル法・プッシュ法が選択された場合は咽頭の細菌培養検査を行います．

PEGとは

概要

　経皮内視鏡的胃瘻造設術（percutaneous endoscopic gastrostomy：PEG）とは，種々の原因による摂食嚥下障害などのために経口摂取が不可能または困難な症例に対し，栄養剤・薬剤・水分などを胃から直接的に投与することを目的として，内視鏡を用いて胃壁と腹壁の間に瘻孔を造設する手術です．PEGの手技は大きく分けて，口腔咽頭を経由する「プル法」と「プッシュ法」，口腔咽頭を経由せず体表面から腹壁を介して胃内へ直接カテーテルを挿入する「イントロデューサー法」の3種類の方法があります（**図1〜3**）．例えば咽頭にメチシリン耐性黄色ブドウ球菌（MRSA）などを保菌する場合や，頭頸部がんや食道がんなどを有する場合には，瘻孔部への細菌やがん細胞の播種を予防するためにイントロデューサー法，胃壁固定が困難な症例ではプル法やプッシュ法が選択されるなど，個々の症例に即して最適な手技が選択されます．また，胃瘻の固定法には，ボタン型とチューブ型がある外部ストッパーと，バンパー型とバルーン型がある内部ストッパーの4通りの組み合わせがあり，症例に即して最適なものが選択されます（**図4**）．

　PEGは，同様に経腸栄養ルートである経鼻胃管と比較して，①顔面にチューブを固定しないため審美性に優れる，②鼻やのどの疼痛や不快感がない，③事故抜

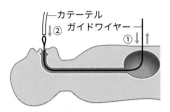

①皮膚切開部から穿刺針を穿刺し，
　胃内にガイドワイヤー（あるいは
　ループワイヤー）を送り込んでか
　ら，内視鏡で口腔外に引き出す．
②ループ状になったガイドワイヤーの
　先端にカテーテルを接続する．
③胃壁外のガイドワイヤーを引き出
　して，カテーテルを口腔から食道，
　胃内へ引っ張り込む．

図1 ● プル法

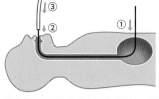

①皮膚切開部から穿刺針を穿刺し，胃
　内にガイドワイヤーを送り込んで
　から，内視鏡で口腔外に引き出す．
②ガイドワイヤーを中空になってい
　るカテーテルの中に通す．
③そのままカテーテルを押し込んで
　いく．

図2 ● プッシュ法

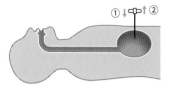

①胃を穿刺し，ガイドワイヤーを挿
　入する．
②拡張後，バルーンチューブ型のカ
　テーテルをガイドワイヤーに沿わ
　せて挿入留置する．

図3 ● イントロデューサー法

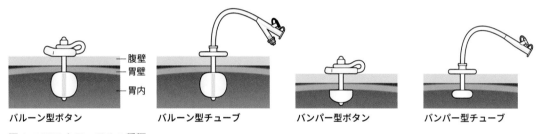

バルーン型ボタン　　　バルーン型チューブ　　　バンパー型ボタン　　　バンパー型チューブ

図4 ● PEGカテーテルの種類

去の危険性が低い，④喀痰吸引が容易である，⑤長期間の栄養管理が可能である，
などの利点があります．また，PEGは生理的な消化吸収により腸管粘膜が維持さ
れるためバクテリアル・トランスロケーション（腸管内細菌が腸管粘膜の萎縮に
よってバリアを通過して体内に侵入する現象で感染のハイリスク状態）が回避で
き免疫能が維持されるという利点があるため，経静脈栄養よりも優先されます．

適応

　PEGの適応となる症例を**表1**にまとめました[1]．

表1 ● PEGの適応

摂食嚥下障害	・脳血管障害，認知症などのため，自発的に摂食できない ・神経・筋疾患などのため，摂食不能または困難 ・頭部，顔面外傷のため，摂食困難 ・喉咽頭，食道，胃噴門部狭窄 ・食道穿孔
繰り返す誤嚥性肺炎	・摂食できるが誤嚥を繰り返す ・経鼻胃管留置に伴う誤嚥
炎症性腸疾患	・長期経腸栄養を必要とする炎症性腸疾患，とくにクローン病患者
減圧目的	・幽門狭窄 ・上部小腸閉塞

禁忌

PEGの絶対的禁忌または相対的禁忌となる症例を**表2**にまとめました[1].

表2 ● PEGの絶対的禁忌と相対的禁忌

絶対的禁忌	相対的禁忌	
• 通常の内視鏡検査の絶対的禁忌 • スコープが通過不能な咽頭・食道狭窄 • 胃前壁を腹壁に近接できない • 補正できない出血傾向 • 消化管閉塞（減圧ドレナージ目的以外の場合）	• 大量の腹水貯留 • 極度の肥満 • 著明な肝腫大 • 胃の腫瘍性病変や急性粘膜病変 • 横隔膜ヘルニア • 出血傾向 • 妊娠	• 門脈圧亢進 • 腹膜透析 • 癌性腹膜炎 • 全身状態不良 • 生命予後不良 • 胃手術既往 • 説明と同意が得られない

手技手順（図5）

最も歴史があるプル法を例にとって以下に説明します.

1. 通常の上部消化管内視鏡検査と同様の前処置を行ったあと，処置台の上に左側臥位となり，内視鏡を挿入します.

2. 内視鏡が胃内に到達し，胃の内腔がある程度伸展・拡張してから仰臥位に変換します.

> ● 側臥位で胃の内腔をある程度伸展・拡張させてから仰臥位に変換することで横行結腸が胃の下方に移動するため，腸管などへの誤穿刺を予防できる.
> ● 仰臥位では口腔内の唾液の流出が困難となり咽頭に貯留するため積極的に吸引を施行する. PEG操作中に嘔吐すると誤嚥を引き起こし，術後肺炎を発症する危険性が高まるため，内視鏡による吸引とともに，必要に応じてただちに鼻腔・口腔内吸引ができるように必要な機器・物品を揃えておく.

3. 内視鏡で送気を行い，胃内を十分に拡張し胃前壁を腹壁に密着させます.

4. 室内を暗くし，胃体部中央前壁付近に配置した内視鏡の先端を発光させて体表面に現れる透過光を確認します（イルミネーションサイン）.

5. イルミネーションサインが現れた部位を指先で圧迫し，胃前壁が突出することを内視鏡で確認します（フィンガーサイン）. 2つのサインが十分に確認された部位を造設部位とします.

> ● 十分なイルミネーションサインとフィンガーサインによって，胃と体表の間に肝臓や腸管などの他臓器が介在しないことが確認できる.
> ● これらのサインが確認できなければ他臓器の介在が疑われるため，胃瘻造設を断念することがある.

6. 造設部位とその周辺を消毒した後，清潔な術野を確保するために不織布製穴あきドレープをかけます.

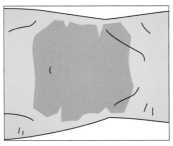

①患者の上腹部に消毒液を塗布する.

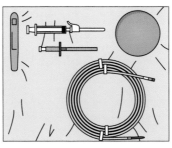

②サージカルドレープ上に必要器具を準備する.

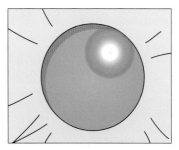

③内視鏡を挿入し,胃内から透過光を照らす(イルミネーションサイン).

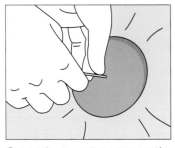

④イルミネーションサインとフィンガーサインのみられる部位を18Gセルジンガー針で穿刺し,ループワイヤーを胃内に挿入する.

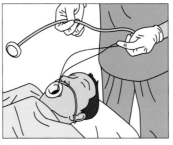

⑤ループワイヤーを口から引き出し,胃瘻カテーテルのリーディングを連結させる.

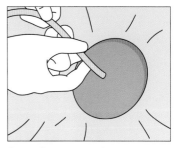

⑥ループワイヤーを胃瘻カテーテルの内部ストッパーが胃壁に密着するまで引っ張る.

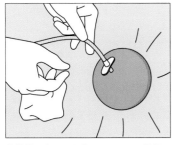

⑦体外に出した胃瘻カテーテルに外部ストッパーを取りつける.

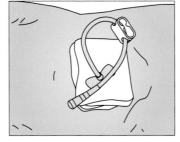

⑧外部ストッパーが体表から1〜1.5cmほどのところまで,胃瘻カテーテルを体内に挿入する.外部ストッパーと体表との間にYガーゼを入れて固定する.

図5 ● PEG造設の手順

7 体表面から造設部位に局所麻酔を施し,陰圧をかけながら局所麻酔針を皮膚に対して垂直に刺入していき,胃内に到達する前に空気や血液が引けるか否かを確認しながら進めます(試験穿刺).

Point　胃内に到達する前に空気が引けた場合は横行結腸などを誤穿刺している可能性,血液が引けた場合は血管を穿刺している可能性があるため,造設部位を変更して再度試み,空気や血液が引けない部位を確保する.

8 異常なく胃内に針が刺入されたら抜去し,造設部位を決定します.

⑨ 造設部位の皮膚をメスで十字に1cmほど切開し，鉗子で皮膚と皮下組織を剝離し，十分に拡張します．

⑩ 内視鏡下で18Gセルジンガー針を胃内に穿刺し，内針を抜き外筒から胃内にループワイヤーを挿入します．

⑪ あらかじめ内視鏡の鉗子孔から挿入して胃内で拡張しておいたスネアワイヤー（先端が投げ縄のような形をしたワイヤー）を閉じてループワイヤーを把持し，内視鏡ごと口腔外に引き出します．

⑫ スネアワイヤーを緩めて十分に引き出したループワイヤーと胃瘻カテーテル（図4）のリーディングワイヤーを交差させてしっかり結びます．

⑬ 腹部の造設部位に残るループワイヤーを慎重に引きながら胃瘻カテーテルを胃内に引き込み，体表に現れた胃瘻カテーテルをしっかり把持し内部ストッパーが胃前壁に固定されるまでさらに引き続けます．

⑭ 再度内視鏡を挿入し，内部ストッパーが胃前壁の正しい位置に固定されているかどうか，出血の有無などを確認します．

⑮ 瘻孔にスリット付き滅菌ガーゼ（Yガーゼ）をあてて，胃瘻カテーテルの先端から外部ストッパーを通し，体表面との距離が約1〜1.5cm程度となる位置に外部ストッパーを固定します．

Point

- 内外のストッパーとの過度な接触圧迫により皮膚や胃粘膜にびらんや潰瘍が形成されやすくなるため，体表面とのあいだに必ず一定の距離（遊び）をもたせてから外部ストッパーを固定する．
- 外部ストッパーの固定が緩いと，内部ストッパーが胃蠕動により移動して十二指腸につながる部分にはまり込んで胃を閉塞してしまうボールバルブ症候群を発症することがある．腸管へ胃液が排出されないため，胃拡張となり胃液が多い嘔吐を繰り返す．十二指腸に近い前庭部での造設例で多く発症するため，前庭部は極力避け胃体部を選択すべきである．さらに外部ストッパーが緩まないよう糸やテープで固定するなどの適切な管理が重要となる．

⑯ 胃瘻カテーテルを体表面から約30cmの長さで切断してフィーディングアダプターを接続します．

⑰ 一般に造設した翌日に少量の白湯などの水分の注入を行い，2日目から希釈した少量の栄養剤の投与を開始し，段階的に濃度を上げながら増量していきます．

PEGのケア

準備機器・物品

- 直視型電子内視鏡，内視鏡用光源装置
- マウスピース，内視鏡用潤滑ゼリー

- 前投与薬：消化管内ガス駆除薬，咽頭局所麻酔薬，鎮痙薬，鎮痛薬，鎮静薬
- 拮抗薬
- PEGキット（選択した手技に応じたもの）（図6）
- 皮膚消毒薬，皮膚局所麻酔薬
- シーツ，タオル，ガーグルベースン，紙おむつ
- モニタリング装置（心電計，パルスオキシメーター，自動血圧計など）
- 酸素吸入器，鼻腔・口腔内吸引セット
- 救急蘇生具セット（緊急時）
- 個人用防護具（PPE）　など

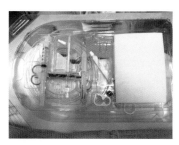

図6 ● PEGキット

治療前のケア

①医師から，1）胃瘻造設の目的・必要性・手技の内容，2）起こり得る偶発症，3）偶発症発症時の対応，4）緊急時の対応，5）他の選択肢との比較，6）胃瘻造設後の生活などについてていねいに説明し，患者やご家族が十分に納得し同意が得られたら説明同意書に署名してもらいます．

②現病歴・既往歴や内服薬を確認するとともに全身状態を評価します．

③血液検査や胸腹部X線撮影を行うとともに，腹部CTにより，1）横行結腸や肝臓などの介在臓器の有無，2）腹壁の厚さ，3）腹水の有無などを確認することが重要です．

Point
- プル法やプッシュ法が選択される場合は咽頭部の細菌（とくにMRSA）による瘻孔感染の危険があるため，咽頭の細菌培養検査を行う．
- 感染リスクを低減できるセーフティチューブ付きのPEGキットやオーバーチューブを使用する手技もある．

④経鼻胃管などにより経腸栄養が行われている場合は前日午後9時までに中止し，経鼻胃管を抜去します．

⑤糖尿病治療薬（低血糖の高リスク）や抗血栓薬（出血の高リスク）を内服している場合は休薬（または置換）が必要となるため，医師の指示を確認します（抗血栓薬の休薬基準についてはp.105 ～ 107参照）．

⑥創部感染や誤嚥性肺炎を予防するために，口腔ケアを十分に行います．

⑦腸内の貯留ガスや残便が多いと腸管を誤穿刺する危険性が高まるため，必要に応じて浣腸や下剤投与を行って排出を促します．

⑧実施する手技，使用する機器・物品（薬剤も含む）を医師に確認し，準備・点検します．

⑨患者やご家族に対し「入院から退院までの予定表」などを使って，術後の治療，服薬，安静，トイレ，食事・飲水，入浴などのおおよその目安について，て

いねいに説明します.

⑩医師の指示により静脈内に針を留置してルート確保を行い,輸液を開始します.

Point 鎮静薬投与による呼吸抑制,血圧低下などの副作用の発現やPEG操作時の緊急事態に備えて,原則として細胞外液補充液を投与する.

⑪排尿・排便が済んでいることを確認し,身に付けている金属類(メガネ,指輪,ネックレス,イヤリング,ピアス,ヘアピン,時計,コンタクトレンズ,義歯[部分義歯も]など)がないことを再度確認します.

⑫処置台の上で仰臥位となり,消化管内ガス駆除薬,咽頭局所麻酔薬,鎮痙薬,鎮静薬などの前投薬を行います.

Point
● 通常の上部消化管内視鏡検査と同様の前処置を行うが,PEG対象者が低栄養状態のために意思疎通がはかれない場合や高齢で認知症を発症している場合には,PEG操作に対する協力が得られないこともありうるため,ケースに応じた鎮静や麻酔の程度を考慮すべきである.
● PEG操作を効率的かつ円滑に行うために,胃蠕動運動抑制作用を有する鎮痙薬はできる限り使用すべきである.

⑬左側臥位となり,マウスピースを装着します.

⑭医師,看護師,技師は治療中の感染制御を目的として手袋,マスク,防水エプロン,ガウン,眼を十分におおえるゴーグルやフェイスシールドなどの個人用防護具(PPE)を必ず装着します.

治療中のケア

①左側臥位で内視鏡を挿入し,胃内に到達して胃の内腔がある程度伸展・拡張したことが確認できたら仰臥位に変換します.

②上腹部を露出し,「手技手順」に従い十分なイルミネーションサイン,フィンガーサインが確認できたら,穿刺を行うために造設部位と周辺に消毒薬(ポビドンヨード)を塗布します.消毒薬が流れ落ちて汚染しないように患者の両側にシーツを敷きます.

③PEG操作中はつねに全身状態をモニタリングし,経時的にバイタルサインを記録しておきます.

Point
● 看護師は,医師はPEG操作に集中しているため患者の全身状態の把握が遅延する可能性があることを念頭に置いて,経皮的動脈血酸素飽和度(SpO_2),血圧,脈拍,心電図などのバイタルサインに細心の注意を払い,異常の早期発見に努めなくてはならない.
● 鎮静薬や鎮痛薬の投与に伴い呼吸抑制を発症し重篤化することがある.SpO_2が90%以下に低下したときは呼吸不全が疑われるため,ただちに医師に伝え,酸素投与の準備を行い医師の指示を受ける.
● 呼吸抑制の徴候である呼吸の有無・回数,呼吸困難感の有無,舌根沈下の有無,呼吸に伴う胸郭の動きなどに異常がないか慎重に観察する.

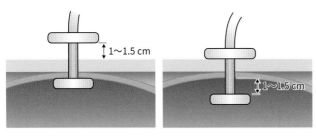

図7 ● 造設後のストッパーと皮膚・胃粘膜の距離

バンパーの埋没の発生

内部バンパーと
外部バンパーの
距離

内部バンパーが
胃粘膜の外側方向へ
埋没してしまう

腹壁

胃壁

図8 ● 締めすぎた外部バンパー

余裕のない締めすぎは，皮膚潰瘍やバンパー埋
没症候群を起こす.

④瘻孔にスリット付き滅菌ガーゼ（Yガーゼ）をあてて，体表面との距離が約1
〜1.5cm程度となる位置に外部ストッパーを固定します（図7）.

● 前述のように，外部ストッパーの固定が強すぎて内外のストッパーの
距離が体表面から胃壁までの距離よりも短くなると，過度の接触圧迫
により皮膚や胃粘膜にびらんや潰瘍が形成されることがある.
● その状態を放置すると潰瘍形成部分に内部ストッパー（バンパー）がは
まり込んで胃壁内・腹壁内に埋没してしまうバンパー埋没症候群を発
症するリスクが高まる（図8）.

⑤胃瘻周辺に塗布した消毒薬（ポビドンヨード）をチオ硫酸ナトリウム水和物
（デトキソール®）やエタノールで拭き取り，外部ストッパーの位置がずれな
いよう粘着テープで固定します.

⑥鎮静により呼吸抑制，血圧低下，覚醒遅延などの症状が出現することがある
ため，必要に応じて医師が拮抗薬の投与を行います.

● 患者にやさしく声かけを行って覚醒を促し，意識レベル，バイタル
サインなど全身状態をモニタリングして医師に報告する. 酸素投与を
行っていた場合は，医師の指示を受けて酸素吸入器を外す.
● 治療終了直後は十分な覚醒が得られておらず，転倒・転落のリスクが
きわめて高いため，患者から目を離さず細心の注意を払う.

治療後のケア

①意識レベル，バイタルサインなど全身状態を慎重にモニタリングするととも
に，合併症発症の徴候である腹痛・腹部膨満感，悪心・嘔吐，瘻孔周囲の発
赤・腫脹・硬結・疼痛などの症状の発現に十分注意し，異常の早期発見に努め
ます.

PEGに伴うおもな合併症として，出血，他臓器穿刺，腹膜炎，麻痺性イレウ
ス，気腹，創部感染症・瘻孔周囲炎，誤嚥性肺炎，胃食道逆流，栄養剤リー
ク（漏れ）や誤注入，胃瘻カテーテルの事故抜去，下痢・便秘などがある.

第3章 内視鏡治療とケア

②PEG操作により胃内に出血が認められた場合，排液バッグを接続してドレナージを行うことがあります．排液の性状・量などを経時的に観察し，異常がみられたらただちに医師に報告します．

③安静の程度，トイレの可否，食事・飲水，服薬，入浴などの開始時期などについて医師に確認し，患者やご家族に伝えます．

④病棟看護師に，1)内容（手技，所要時間），2)出血の有無，3)使用薬剤（種類，回数，量），4)バイタルサインの変動，5)治療中のエピソードなどを正確に可能なかぎり詳細に申し送ります．

⑤使用した内視鏡などのすべての器具の洗浄・消毒を行って片づけ，必要な物品の補充やメンテナンスなど治療室の環境を整備します．

〔ここから病棟看護師〕

⑥胃瘻カテーテルの自己抜去が懸念されるケースでは，カテーテルを収納できる腹帯やつなぎ服を着用したり，手にミトン型の手袋を装着したりするなどの抑制が必要になることがあります．

⑦胃瘻造設後，腹壁と胃壁が癒着して瘻孔が完成するまでの約2週間は，出血や感染などが起こらないよう細心の注意が必要です．

⑧瘻孔完成後も瘻孔周囲炎，誤嚥性肺炎，胃食道逆流，栄養剤リーク，下痢・便秘などの合併症は起こりうるため，それらを疑わせる徴候を見落とすことがないように十分に観察するとともに，患者やご家族が訴える些細な異変にも注意を払うようにします．

⑨瘻孔完成後に自己抜去（事故抜去）が起こったときは，すみやかに吸引カテーテルやネラトンカテーテルなどを挿入して瘻孔が閉鎖しないよう応急処置をします．

⑪ 抜去されてそのまま放置すると数時間で瘻孔は縮小し約24時間程度で閉鎖してしまうことがあるため，在宅時に起こった際の対応法について，
Point あらかじめご家族に知らせておく必要がある．

⑩瘻孔完成後は，瘻孔や胃瘻カテーテルを保護することなく，入浴やシャワー浴をすることができます．

PEG造設後のスキンケア

●PEG造設直後〜翌日

・造設直後は胃粘膜に浮腫が生じストッパーとの過度の圧迫接触となる危険性があるため，通常よりも約5〜10mm程度ゆとりをもたせて固定する．

・瘻孔周囲に付着している凝固した血液や滲出液はスキントラブルの原因となるため，生理食塩水で湿らせたガーゼで拭き取り，消毒をしてからYガーゼを貼付する．その際，外部ストッパーとYガーゼとの距離が十分にあいていることを確認する．

- ガーゼを粘着テープで固定する際は，接着する皮膚を清拭する，交換のたびに接着部位を変更する，皮膚を引っ張るようにして接着しない，皮膚被膜剤を塗布するなどの工夫によってスキントラブルを予防する．

●造設後2日〜1週間後

- 毎日必ず消毒を行い，Yガーゼを交換する．
- 術後3〜4日目には外部ストッパーの固定を緩め，体表との距離が約1〜1.5cmほどになるよう移動させるが，外部ストッパーが皮膚に接するようにカテーテルを固定する．

●造設後1週間〜2週間後

- とくに異常がなければ消毒やガーゼ貼付の必要はないが，スキントラブルの有無について毎日の観察が必須である．
- 清潔の維持と刺激物の除去のために皮膚洗浄剤を用いて瘻孔周囲を愛護的に洗ったあと，白湯やぬるま湯で洗い流す．
- 1週間後程度からシャワー浴が可能となり，その際，フィルム材などで防水処置をしなくてもよい．
- 瘻孔から栄養剤や消化液などの漏出がみられるときは，細く切ったティッシュペーパーを捩じって「こより」のようにしたものを胃瘻カテーテルと外部ストッパーの間に巻き付けることで漏出を止めることができる．

●瘻孔完成後

- 2週間後程度から胃瘻カテーテルが露出した状態での入浴が可能となり，皮膚の清潔を保つために身体を洗うときに使う洗浄剤で瘻孔周囲をていねいに洗い流す．
- 入浴やシャワー後は，乾燥したタオルで水分をよく拭き取り自然に乾燥させる．ドライヤーによる温風乾燥は皮膚にダメージを与えるのみならず，瘻孔やカテーテルを損傷しかねないため決して行わない．
- 瘻孔から栄養剤や消化液の漏出がみられるときは，撥水効果のあるクリームやワセリンなどを塗布して皮膚を保護する．

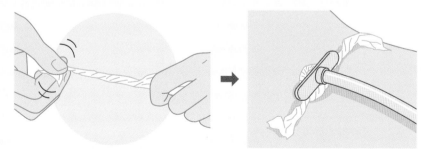

ティッシュペーパーをこより状にして，カテーテルにマフラーのように巻く方法

第3章　内視鏡治療とケア

引用・参考文献

1. 鈴木裕，ほか：経皮内視鏡的胃瘻造設術（PEG）ガイドライン．消化器内視鏡ガイドライン第3版（日本消化器内視鏡学会監），p.321-323，医学書院，2006.
2. 椿　昌裕：はじめてでもやさしい内視鏡看護 内視鏡の検査・治療・看護，学研メディカル秀潤社，2014.

9. 内視鏡的止血法

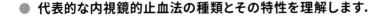

Check

● 代表的な内視鏡的止血法の種類とその特性を理解します.

● ショック対策として気道や点滴ルートの確保，輸液，輸血，心肺蘇生の準備を行います.

● 再出血は処置後24時間以内(とくに12時間以内)が多く，食事の開始によって誘発されやすくなるため注意します.

内視鏡的止血法とは

概要

　食道・胃からの出血，大腸からの出血が疑われる場合に行われる緊急内視鏡検査による止血法です.

適応

①現在，出血が持続している状態の活動性出血を認める症例
②現在，活動性出血はないが，露出血管がみられ，再出血のリスクが高い症例

禁忌

　以下の危険な状況に陥ることが予測される場合が禁忌となります.
・全身状態が著しく悪い症例
・重篤な呼吸器・循環器疾患を合併している症例
・著しい出血傾向がある症例

内視鏡的止血法の種類

　内視鏡的止血法には**表1**のような方法があります. 代表的な方法は以下のとおりです.

クリップ止血法

　胃・十二指腸潰瘍出血や大腸憩室からの出血などに頻用されます. 潰瘍から露出する血管を把持，結紮する方法です (**図1**). クリップ装置，クリップを準

表1 ● 内視鏡的止血法の種類

薬剤局注法	・高張Naエピネフリン（HSE）局注法 ・純エタノール局注法
機械的止血法	・クリップ止血法 ・内視鏡的結紮法
熱凝固法	・高周波止血鉗子法 ・ヒータープローブ法 ・アルゴンプラズマ凝固法（APC）
薬剤散布法	・トロンビン液・粉末 ・アルギン酸ナトリウム ・エピネフリン

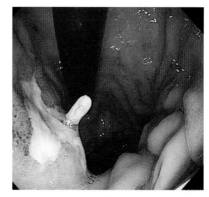

図1 ● 胃潰瘍出血に対するクリップ止血法

備します．筆者の施設では，簡便にクリップの装着ができるワンタッチクリップを採用しています．

純エタノール局注法

胃・十二指腸潰瘍出血の止血の際に行う止血法です．局注針，99.5％純エタノール，ツベルクリン皮内注射器（1mL）を準備します．出血している血管周囲に局注し，エタノールの脱水固定作用によって血管内径を小さくして止血します．

高張Naエピネフリン（HSE）局注法

10％NaCl，エピネフリン，局注針を準備します．出血している血管周囲に局注し，エピネフリンの血管収縮，高張Na液の周囲組織膨隆圧迫によって止血します．純エタノールほど脱水固定作用が強くなく，24時間後，48時間以内に必ず2回目，3回目の内視鏡検査を行います[1]．

内視鏡的結紮法

食道静脈瘤の治療に用いるデバイス（p.93 〜 94参照）を非静脈瘤性出血に使用します．EVLデバイス，内視鏡先端装着キャップ，あるいはフレキシブルオーバーチューブを準備します．

その他

薬剤散布法（図2），ヒータープローブ装置を使用するヒータープローブ法，

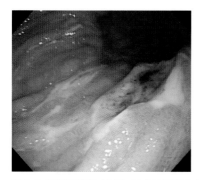
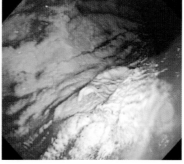

図2 ● 多発胃潰瘍（左）に対する局所止血剤（アルギン酸ナトリウム〔アルト〕）散布（右）

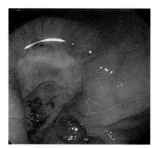
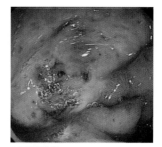

APC焼灼前　　　　　　　　　　APC焼灼後

図3 ● アルゴンプラズマ凝固法 (APC)

マイクロ波凝固装置を使用するマイクロ波凝固法，アルゴンプラズマ凝固装置を使用するアルゴンプラズマ凝固法（argon plasma coagulation：APC，**図3**）があります.

内視鏡的止血法のケア

準備機器・物品

- 内視鏡（血液の吸引と処置具が挿入できるもの），マウスピース，ガーグルベースン（大きいもの）
- 生理食塩液，ジメチコン（消化管ガス駆除薬），プロナーゼ®（胃内粘液の溶解除去剤），アドレナリン，抗コリン薬（ブチルスコポラミン臭化物，グルカゴン），鎮静薬，鎮痛薬，キシロカイン®スプレー，キシロカイン®ゼリーなど
- ディスポーザブル手袋，ゴミ袋，防水シーツ
- 洗浄チューブ（散布チューブ，洗浄チューブ）
- 注射器（1，2，2.5，5，10，20，50mLを各3〜5本）
- 吸引チューブ，胃チューブ
- 気管挿管セット，救急薬品セット，救急カート
- 患者監視装置
- その他，各止血法に必要な機器，器具，薬品

治療前のケア

①救急外来や病棟からの申し送りを正確に把握し，同時に検査施行医師にすみやかに連絡をとり，止血方法を確認して迅速に的確な機器・器具などの準備を行います.

②患者自身からの聴取が困難なことも多いので，同伴者からの問診も注意して行います（**表2**）.

表2 ● 出血状態の予測

吐血	**鮮紅色**	食道，胃・十二指腸からの急性大量出血
	コーヒー残渣様	少量出血が胃内に貯留し，時間が経過したもの
	疾患	露出血管を有する胃・十二指腸潰瘍，デュラフォイ潰瘍（粘膜欠損を伴う露出血管から大出血をきたす病変），急性胃粘膜病変（acute gastric mucosal lesion：AGML），マロリーワイス症候群，逆流性食道炎，胃がん，食道がんなど
血便	**鮮紅色**	左半結腸より肛門側での出血
	暗赤色	右半結腸より遠位側および小腸からの出血
	黒色便	上部消化管由来の出血（下血と定義される）
	疾患	出血性直腸潰瘍，大腸憩室出血，虚血性腸炎，炎症性腸疾患（潰瘍性大腸炎，クローン病，ベーチェット病），大腸がんなど

③バイタルサインのチェック，モニタリングの準備，点滴ルートの確保，気道確保の準備をすみやかに行い，医師の指示を待ちます．

- 検査開始時まで患者への声かけを頻繁に行い，意識状態の変化やバイタルサインの変化を随時医師に報告する．
- 患者がショック状態にあるのか，ショック状態になりうる危険性があるのかどうかの判断は重要である．患者に悪心やふらつきがみられるか，顔面蒼白，虚脱，冷汗，生あくびなどの症状があるか，脈拍数や呼吸数の増加，血圧や体温の低下などのバイタルサインの変化が目安となる．
- ショック対策として気道や点滴ルートの確保，輸液，輸血，心肺蘇生の準備を行う．
- 緊急外来からストレッチャーで搬送されるか否かの判断も重要であり，内視鏡室のベッドを準備する必要があるかどうか，できるかぎり迅速に判断して行う．

④医師の指示による前投薬を行います．

医師に余裕がないときもあり，患者の状態を正確に伝え，時には鎮静薬，抗コリン薬の投与を控えるように医師に進言することも必要であることを念頭におくべきである．

治療中のケア

①上部消化管内視鏡検査（あるいは下部消化管内視鏡検査）と同様の前処置を行い，患者監視装置などを装着し，バイタルサイン，動脈血酸素飽和度，一般状態の観察を行います．

②吐血を考慮し，顔の下に防水シーツなどを敷きます．大量の吐瀉物が予測されるときは，バケツを用意します．

③患者の無意識な体動に留意が必要です．

④出血源の確認に体位変換を行う場合は，誤嚥させないような介助を心がけます．

⑤処置を行うときの前後は，患者の状態変化が起こりやすいです．一般状態や

モニター類の観察によって，異常の早期発見に努めます．異常がある場合はすみやかに医師に報告します．

治療後のケア

①患者の一般状態，バイタルサイン，動脈血酸素飽和度などをチェックします．

②患者やその家族に止血処置が終了したことを伝え，ねぎらいや励ましの言葉をかけます．

③おのおのの症例，検査医師の方針などで止血確認のための内視鏡検査時期や食事開始時期などが異なることがあるので，検査終了後，検査医師に今後のスケジュールに関して確認を行い，病棟看護師に申し送ります．

Point　胃内などに凝血塊が存在している場合は，処置後に吐血することがある．止血法や使用薬剤などとあわせて，その可能性についても病棟看護師に詳細に伝える．

④再出血に注意します．

Point　再出血は処置後24時間以内（とくに12時間以内）が多い．また，食事の開始によって誘発されやすくなるため，この間の患者の状態観察にとくに注意する．

抗コリン薬（効能：内臓などの痙攣除去および運動機能亢進）の禁忌・慎重投与

● 抗コリン薬の禁忌と慎重な投与および注意を要する場合は以下のとおりである．

禁忌	出血性大腸炎	O-157や赤痢菌などによる細菌性下痢患者では症状の悪化，治療期間の延長をきたすことがある
	緑内障	眼圧を高めることがある
	前立腺肥大による排尿障害	排尿をさらに困難にさせることがある
	重篤な心疾患	心拍数を増加させることがある
	麻痺性イレウス	消化管運動を抑制させることがある
	アレルギー，過敏症の既往	病気によっては症状を悪化させることがある
慎重投与	心臓病，潰瘍性大腸炎，甲状腺機能亢進症，高齢者など	
注意	フェノチアジン系やブチロフェノン系の抗精神病薬，三環系の抗うつ薬などを服用している場合は医師に報告する	

引用・参考文献

1.　田村聡，北村匡，西元寺克禮：内視鏡的止血術．消化器内視鏡NOW2004，丹羽寛文，田尻久雄，藤田直孝ほか編，p91，日本メディカルセンター，2004．

第 4 章

内視鏡検査・治療に関連する業務

Contents

内視鏡での感染対策   p.140

内視鏡の洗浄・消毒・滅菌   p.142

1. 内視鏡での感染対策

Check

● 内視鏡検査時には患者が肝炎ウイルス・結核に罹患していないか，問診・検査を徹底します．

● 使用した内視鏡機器は適切な洗浄・消毒を実施し，5W1Hに基づき工程を記録します．

● 内視鏡室に従事する医療者は自身が媒介者とならないよう正しい感染予防対策を行う必要があります．

感染対策の重要項目

　内視鏡検査を通しての感染を防ぐために，患者の肝炎ウイルス検査，結核に罹患していないかの問診，検査を徹底しなければなりません．
　内視鏡検査時には，
①内視鏡機器の洗浄・消毒を1回の検査ごとに行う．
②検査開始時に，機器が清潔かどうかを確認する．
③内視鏡室全体をつねに整理整頓し，環境汚染を防ぐ．
④内視鏡検査にかかわる人員の健康維持を行う．
⑤内視鏡検査にかかわる人員に，内視鏡による感染を防ぐ意識を徹底させる．
　これらの5項目について，定期的な確認を内視鏡室を運営する委員会などを設けて行うことが重要です．

内視鏡機器の洗浄・消毒

　内視鏡検査・治療は，直接体内に電子スコープなどの医療機器を挿入して行います．そのため，つねに感染のリスクを伴います．内視鏡機器の適切な洗浄・消毒を実施し，内視鏡を介した感染を防ぐことが重要です．
　詳しい洗浄・消毒方法については，次項を参照して下さい．

内視鏡機器の洗浄・消毒状況の確認

　「消化器内視鏡の洗浄・消毒マルチソサエティーガイドライン」では，内視鏡機器の洗浄・消毒工程の記録を推奨しています．
　記録に際しては，5W1Hに基いて洗浄・消毒工程を確認していくとよいでしょう（表1）．

Clinical Nursing Skills ｜ Gastroenterology Nursing

表1 ● 内視鏡の消毒にかかわる5W1H

①When	いつ	日時
②Where	どこで	洗浄機No.
③Who	だれが	担当者
④Whose	だれに	対象患者
⑤What	何を	スコープNo.，漏水テスト
⑥How	どうした	かかわる条件（薬物濃度，消毒時間，工程時間，アルコールフラッシュ，洗浄液交換日，フィルター交換日，自動洗浄消毒装置のメンテナンスなど）

（高橋陽一：洗浄・消毒記録（履歴管理）. 技師＆ナースのための消化器内視鏡ガイド検査　治療　看護，p.79，学研メディカル秀潤社，2010より引用）

内視鏡室の環境整備と個人防護具

　内視鏡周辺機器やモニター類，またドアノブなどは医療者や患者が触れる頻度が高いところです．そのため，低水準消毒薬で消毒して清潔を保ち，手を介した微生物の伝播を予防することが重要です．

　また，内視鏡室に従事する医療者は，個人防護具（personal protective equipment：PPE）の使用，ならびにスタンダードプリコーションを遵守し，感染対策を徹底する必要があります．そして，自身の健康管理にも留意し，媒介者とならないように正しい感染予防対策を行わなければなりません．

新型コロナウイルス感染拡大に伴い思う事

　新型コロナウイルス感染症が確認されて以降，マスコミ，特にワイドショーはコロナに関する話題を連日取り上げ，コメンテーターの方や専門家（日本での感染初期には新型コロナウイルス感染に関する症状や治療の専門家など日本にはおられないはずでしたが）の方々から断定的なコメントが発せられました．それらを耳にし，インターネットでの情報を見るにつけ，医療の心得もない方々が未知の疾患に対して何故このように断定できるのか，感染症専門家ではない私のような外科医・消化器内視鏡医にとっても大変訝しく思われました．

　そのような中，新型コロナウイルス感染拡大に伴い，日本消化器病学会，日本内視鏡学会，日本外科学会などから対応への提言がなされ未知のウイルスにどの様に対応すれば良いか暗中模索の日々の中，一定の指針が示された事は大変心強く感じました．ともすれば，日常診療の中でおざなりにしがちであった感染症に対する対応を改めて見直し，日々の感染防御を強く意識し，より徹底することが出来るようになりました．今後も現在の対応を継続し，医療スタッフ，患者双方が協力し合って院内感染を未然に防ぐことを成し得るように努力したいと考えています．

第4章　内視鏡検査・治療に関連する業務

2. 内視鏡の洗浄・消毒・滅菌

● 患者から抜去した内視鏡は光源装置に接続した状態でただちに洗浄を行います.

● 専用のブラシなどを使っていねいなブラッシングを行うことが大切です.

● 洗浄後の内視鏡は必ず格納庫にて保管します.

洗浄・消毒の具体的手順

　内視鏡の洗浄・消毒は,感染防止にとってきわめて重要です.用手的に洗浄する方法と,内視鏡洗浄消毒装置を用いて洗浄する方法がありますが,筆者の施設では3台の内視鏡洗浄消毒装置を使用して患者1例ごとに洗浄・消毒を行っています.以下に手順を示します.

ベッドサイドの洗浄（患者から内視鏡を抜去した直後の洗浄）

①患者から抜去した内視鏡は,光源装置に接続したまま,ただちにバケツに入れた酵素洗浄剤（エンドフレッシュ）を吸引して,洗浄します（**図1**）.
②内視鏡の外表面をガーゼなどで拭き,付着した粘液や血液,汚物を除去した後,送気と送水を行い,吸引チャンネル内を洗浄します.

Check out
the video below!

内視鏡抜去後の洗浄

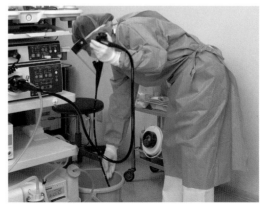

図1 ● 抜去直後の洗浄

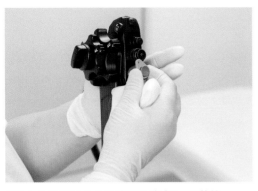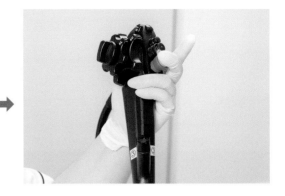

図2 ● A/Wチャンネル洗浄アダプターの装着

③A/Wチャンネル洗浄アダプターを装着し（**図2**），送気・送水チャンネルを洗浄します.

④内視鏡を光源装置からはずし，防水キャップを取り付けます.

内視鏡付属品の洗浄

①流し台で温水を流しながら，酵素洗浄剤を用いてスポンジやガーゼなどで内視鏡外表面の汚れを落とします．とくに内視鏡操作部・挿入部を入念に洗浄します.

②付属部品（送気・送水ボタン，吸引ボタン，鉗子栓）をはずし，酵素洗浄液で洗浄します．鉗子栓はとくに汚れが落ちにくいため，蓋を開けてブラシで洗浄したあとに，よくもみ洗いします.

③流水下での酵素洗浄液中でチャンネル掃除用ブラシを用いて吸引・鉗子チャンネルの3か所すべてのブラッシングを行います（**図3**）．この操作を怠ると感染事故が起こりやすいと考えられているので，ブラッシングは感染予防の重要なポイントです.

Check out
the video below!

内視鏡付属品の洗浄

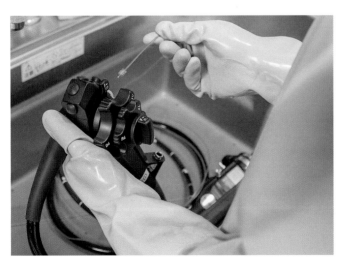

図3 ● 専用のブラシで入念にブラッシングを行う

第4章　内視鏡検査・治療に関連する業務

Check out
the video below!

内視鏡洗浄消毒装置

内視鏡洗浄消毒装置

　吸引，送気・送水，鉗子チャンネルに洗浄チューブを確実に取り付け，吸引，送気・送水ボタンをセットして始動させます（**図4，5**）．このとき，内視鏡洗浄消毒装置に入っている洗浄前のスコープと，洗浄後のスコープの区別を明確にします．

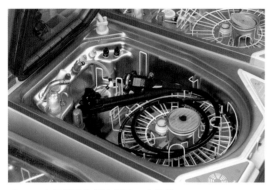

図4 ● 内視鏡洗浄消毒装置に内視鏡をセットする

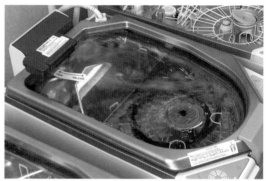

図5 ● 洗浄を開始する

Check out
the video below!

処置具用超音波洗浄装置

処置具等洗浄

①生検鉗子，スネア，クリップ装置，把持鉗子，バスケット鉗子，マウスピース，その他の処置具などは流水で洗浄しますが，基本的には処置具はディスポーザル製品を使用するほうがよいです．

②洗浄後，フタラール（ディスオーパ®0.55％）に5分間程度浸漬し，流水で洗浄します．

③処置具用超音波洗浄装置で30分間洗浄した後（**図6**），オートクレーブで滅菌します．

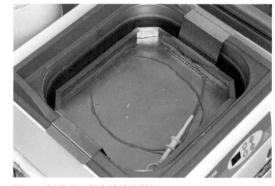

図6 ● 処置具用超音波洗浄装置

内視鏡終了後の環境整備（患者1例ごと）

①ベッド上をエタノール含浸ガーゼで拭き，消毒します．

②床，壁などが血液，体液で汚染されたときは，使い捨てタオルで拭き取り，次亜塩素酸ナトリウムで拭き取ります．

洗浄担当者の防護具

内視鏡の洗浄・消毒時は，体液の曝露を防ぐために，ゴーグル，ガウン，マスク，手袋，キャップなどの個人防護具（PPE）の着用が推奨されています（図7）．

内視鏡洗浄消毒装置の自己消毒

内視鏡洗浄消毒装置を使用する場合，装置そのものを定期的に自己消毒する必要があります．

洗浄・消毒後の内視鏡の保管

内視鏡格納庫

洗浄後の内視鏡保管に際しては，送気・送水ボタン，吸引ボタン，鉗子栓などを装着せず，ハンガーにかけて専用の格納庫で保管します．内視鏡チャンネル内に水分が残存していることによって細菌が増殖することを防ぐために，必ず格納庫で保管するようにしましょう．

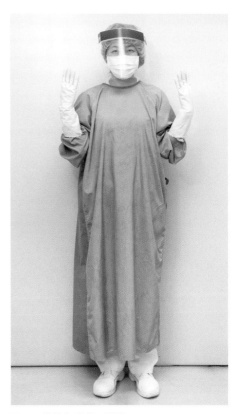

図7 ● 洗浄担当者の防護

漏水テスト

内視鏡の保管に関する重要な項目として，漏水テストがあります．詳しくは日本消化器内視鏡技師会安全管理委員会による『内視鏡の洗浄・消毒に関するガイドライン（第2版）』に記されていますが，内視鏡の修理が必要か否かを判定するために重要なテストです．

Check out
the video below!

漏水テスト

内視鏡に使用される消毒薬

内視鏡の消毒に用いられるおもな消毒薬を**表1**に示します．

表1 ● 内視鏡の消毒に用いられる消毒薬

消毒薬	特徴
グルタラール	一般細菌，抗酸菌，真菌，ウイルスなどに有効である
フタラール	0.55%のものが市販されており，有機物存在下でも高水準の消毒が可能である
過酢酸	過酢酸は分解しても有害物質を生じず，有機物中でも効果が低下しないが，金属腐食性が高く，内視鏡に使用できる程度のpH調節したものを専用洗浄消毒装置とともに使用する

（文献1を参考に作成）

引用・参考文献

1. 日本消化器内視鏡学会：消化器内視鏡の洗浄・消毒標準化に向けたガイドライン，日本消化器内視鏡 60（7），p1390-1391，2018.

A		
AGML	acute gastric mucosal lesion	急性胃粘膜病変
AI	artificial intelligence	人工知能
APC	argon plasma coagulation	アルゴンプラズマ凝固法
AS	aethoxysklerol	ポリドカノール製剤
B		
BAE	balloon-assisted endoscopy	バルーン内視鏡
C		
CCD	charge coupled device	半導体撮像素子カメラ
CF	colon fiberscope	大腸内視鏡
CO_2	carbon dioxide	二酸化炭素，炭酸ガス
CT	computed tomography	コンピューター断層撮影
D		
DBE	double-balloon endoscopy	ダブルバルーン内視鏡
DIC	disseminated intravascular coagulation syndrome	播種性血管内凝固（症候群）
E		
EBD	endoscopic biliary drainage	内視鏡的胆管ドレナージ術
EGD	esophagogastroduodenoscopy	上部消化管内視鏡検査
EIS	endoscopic injection sclerotherapy	内視鏡的硬化療法
EMR	endoscopic mucosal resection	内視鏡的粘膜切除術
ENBD	endoscopic naso-biliary drainage	内視鏡的経鼻胆管ドレナージ術
EPBD	endoscopic papillary balloon dilatation	内視鏡的乳頭バルーン拡張術
ERBD	endoscopic retrograde biliary drainage	内視鏡的逆行性胆管ドレナージ術
ERC	endoscopic retrograde cholangiography	内視鏡的逆行性胆管造影
ERCP	endoscopic retrograde cholangiopancreatography	内視鏡的逆行性胆管膵管造影
ERPD	endoscopic retrograde pancreatic drainage	内視鏡的逆行性膵管ドレナージ術
ESD	endoscopic submucosal dissection	内視鏡的粘膜下層剝離術
EST	endoscopic sphincterotomy	内視鏡的乳頭括約筋切開術
EUS	endoscopic ultrasonography	超音波内視鏡
EUS-FNA	endoscopic ultrasound-guided fine-needle aspiration	超音波内視鏡下穿刺吸引法
EVL	endoscopic variceal ligation	内視鏡的静脈瘤結紮術

F		
FICE	flexible spectral imaging color enhancement	分光画処理機能
G		
GIF	gastrointestinal fiberscope	上部消化管内視鏡
H		
Hb	hemoglobin	ヘモグロビン，血色素
HP	heat probe	ヒータープローブ法，熱凝固法
HSE	hypertonic saline epinephrine	高張（Na）エピネフリン溶液
I		
IC	informed consent	インフォームド・コンセント
IDUS	intraductal ultrasonography	胆・膵管腔内超音波内視鏡
IEE	image enhanced endoscopy	画像強調診断内視鏡
M		
MRCP	magnetic resonance cholangiopancreatography	磁気共鳴胆管膵管造影
MRSA	methicillin-resistant Staphylococcus aureus	メチシリン耐性黄色ブドウ球菌
N		
NBI	narrow band imaging	狭帯域光観察
P		
PEG	percutaneous endoscopic gastrostomy	経皮内視鏡的胃瘻造設術
POEM	Per-Oral Endoscopic Myotomy	経口内視鏡的筋層切開術
PPE	personal protective equipment	個人防護具
Q		
QOL	quality of life	生活の質
S		
SBE	single-balloon endoscopy	シングルバルーン内視鏡
SpO$_2$	pulse oxymetric oxygen saturation	経皮的動脈血酸素飽和度
V		
VCE	video capsule endoscopy	カプセル内視鏡
X		
X-p	X-ray photograph	X 線写真

欧文

APC	136
BAE	17
CCD	8
COVID-19	141
DBE	17, 18
EGD	34
EIS	32, 90
EMR	32, 74
ENBD	120
EPBD	119
ERBD	32, 112
ERCP	14, 32, 64, 70
ESD	13, 32, 81
EST	119
EUS	32, 48
EUS-FNA	48, 50
EVL	90
FICE	23
GERD	37
HSE	135
IC	25, 31
IDUS	50
IEE	20, 22
MRCP	64
NBI	22
O リング	93
PEG	32, 124
PPE	140
SBE	17
S 状結腸	59

あ行

アナフィラキシーショック	29, 72
アルギン酸ナトリウム	135
アルゴンプラズマ凝固法	136
胃潰瘍	38
胃がん	38, 48, 113
意識下鎮静	28
胃静脈瘤	90
胃食道逆流症	37
胃内粘液溶解除去薬	41
胃の観察	45
胃の構造	37
胃の通過	44
胃ポリープ	38
イルミネーションサイン	126
胃瘻	124
インジゴカルミン	21, 45
──── 染色	46
咽頭麻酔薬	3, 40
イントロデューサー法	125
インフォームド・コンセント	25, 31, 67, 86, 116
炎症性腸疾患	18, 54, 125
横行結腸	60

か行

回腸末端	61
潰瘍性大腸炎	55
下行結腸	60
拡大内視鏡	20, 23
過形成性ポリープ	74
画像強調診断内視鏡	20, 22
下部消化管内視鏡	14, 30
──── 検査	7, 32, 54
環境整備	140, 144
肝細胞がん	113
患者説明	25
感染対策	140
肝彎曲部	60
拮抗薬	29
逆流性食道炎	99
吸引機	8
急性膵炎	53, 71
急性腹膜炎	111

休薬	31，105
狭帯域光観察	22
虚血性腸炎	55
筋性防御	111
偶発症	17，19，26，28，88
クリスタルバイオレット	22
クリップ止血法	134
クローン病	55
経口上部消化管内視鏡検査	35
経鼻上部消化管内視鏡検査	35
経皮内視鏡的胃瘻造設術	32，124
結紮	93
血管確保	43
血便	137
減圧	125
検査結果	4
検査室	3
検診	34
高輝度光源装置	8
抗血栓薬	31，105
抗血栓療法	31
抗コリン薬	138
高周波焼灼電源装置	84，109
高周波メス	119
硬性内視鏡	12
硬性ブジー法	102
高張 Na エピネフリン局注法	135
肛門	61
誤嚥性肺炎	72，125
個人防護具	140
コントラスト法	20，45

さ 行

細径超音波プローブ	48，49
磁気共鳴胆管膵管造影	64
色素	47
色素内視鏡検査	45
色素法	20

──── の種類	20
止血用クリップ	109
止血用バルーン	94
十二指腸潰瘍	38
十二指腸下行部・乳頭部	45
十二指腸球部	45
十二指腸スコープ	64
十二指腸内視鏡	14
十二指腸乳頭部	45，64
十二指腸の構造	38
出血	30，72，137
純エタノール局注法	135
消化管運動抑制薬	43，47
消化管ガス駆除薬	40，41
消化管出血	18
消化管穿孔	72
上行結腸	61
小腸腫瘍	18
小腸用カプセル内視鏡	12
消毒	140，142
──── 薬	145
上部消化管内視鏡	13，30
──── 検査	6，32，34
食道	44
──── の構造	36
食道アカラシア	37，100
食道入口部	44
食道がん	37，48，100
食道狭窄	100
食道静脈瘤	37，48，90
食道裂孔ヘルニア	37
処置具	144
新型コロナウイルス感染症	141
シングルバルーン内視鏡	17
膵がん	48
膵管・胆管合流異常	65
膵臓がん	65
膵頭部がん	113
スコープコネクター	10

ステント	115
スネア	109
生検法	24，46
摂食嚥下障害	125
先天性食道狭窄症	99
穿孔	30，88，111
センサアレイ	16
腺腫	74
洗浄	140，142
染色法	20
前処置	3，28
前投薬	43，59
造影	2，70
——— 剤	66
——— 用カニューレ	66
早期胃がん	81
送水タンク	8
総胆管結石症	48

た行

体位	42，58
——— 調整	4
大腸がん	48，55
大腸内視鏡	14
大腸ポリープ	55
脱気水	50
——— 充満法	50
脱抑制	70
ダブルバルーン内視鏡	17
胆・膵管腔内超音波内視鏡	50
胆管炎	113，123
胆管がん	65，113
胆管狭窄	65
胆管結石	113
胆石症	48
胆道狭窄	113
胆道胆石症	65
胆嚢がん	65，113

胆嚢結石	113
超音波内視鏡下穿刺吸引法	48，50
超音波内視鏡検査	32，48
超音波内視鏡専用機	48，49
腸管洗浄薬	30
直腸	59
直腸内脱気水充満法	52
鎮静	28
——— 薬	43，47，80
鎮痛薬	80
テレビモニター	8
電解質配合	57
電子スコープ	8
電子内視鏡	8
点鼻用局所血管収縮薬	41
吐血	137

な行

内視鏡	2
——— の洗浄	5
——— の抜去	46
内視鏡格納庫	145
内視鏡検査時の同意書	26
内視鏡検査の同意書	27
内視鏡システム	8
内視鏡スコープ	8
内視鏡洗浄機	5
内視鏡洗浄消毒装置	144
内視鏡専用棚	5
内視鏡的結紮法	135
内視鏡的逆行性胆管膵管造影	14，32，64
内視鏡的逆行性胆管ドレナージ術	32，112
内視鏡的経鼻胆管ドレナージ術	120
内視鏡的硬化剤注入療法	32
内視鏡的硬化療法	90
内視鏡的止血法	134
内視鏡的静脈瘤結紮術	90
内視鏡的食道拡張術	32，99

内視鏡的乳頭括約筋切開術 119
内視鏡的乳頭バルーン拡張術 119
内視鏡的粘膜下層剥離術 .... 13，32，81
内視鏡的粘膜切除術 .... 32，74
内視鏡付属品 143
内視鏡用送水ポンプ 50
内視鏡用二酸化炭素送気装置 .... 8，89
軟性内視鏡 12
乳頭機能不全 65
乳頭部がん .... 65，113
粘膜下層軽度浸潤がん 74
粘膜内がん 74
嚢胞性疾患 65
ノッチ消失 102

は行

排便チェックシート 57
パテンシーカプセル 15
パピロトーム 119
バルーン拡張術 101
バルーン型チューブ 125
バルーン型ボタン 125
バルーン内視鏡 17
バルーン法 50
パルスオキシメーター 29
瘢痕性食道狭窄 100
反跳痛 111
半導体撮像素子カメラ 8
反応法 .... 20，45
バンパー型チューブ 125
バンパー型ボタン 125
鼻腔麻酔薬 41
ビデオシステムセンター 8
脾彎曲部 60
ファーター乳頭 64
フィンガーサイン 126
副交感神経遮断薬 29
プッシュ法 125

プル法 125
分光画像処理機能 23
ベッドサイド 142
防護具 145
ポリペクトミー .... 32，108

ま行

マウスピース 42
麻酔薬 47
慢性胃炎 38
慢性膵炎 .... 48，65，113
メチレンブルー染色 21
盲腸 61
モニタリング装置 43

や行

用手圧迫法 63
ヨード 45

ら行

リドカイン 30
良性胆管腫瘍 113
良性胆管狭窄 113
輪状膵 65
ルゴール 45
ルゴール染色 .... 21，46
ルゴール（ヨード）法 21
瘻孔 124
漏水検査 5
漏水テスト 145

Clinical Nursing Skills
ひとりだちできる　内視鏡看護
知識，検査，治療，患者対応

2021 年 4 月 5 日　初　版　第 1 刷発行

編　著	椿　昌裕
発行人	小袋　朋子
編集人	増田　和也
発行所	株式会社 学研メディカル秀潤社 〒 141-8414　東京都品川区西五反田 2-11-8
発売元	株式会社 学研プラス 〒 141-8415　東京都品川区西五反田 2-11-8
印刷製本	凸版印刷

この本に関する各種お問い合わせ先
【電話の場合】
・編集内容についてはTel 03-6431-1237（編集部）
・在庫についてはTel 03-6431-1234（営業部）
・不良品（落丁，乱丁）については
　Tel 0570-000577
　学研業務センター
　〒 354-0045 埼玉県入間郡三芳町上富 279-1
・上記以外のお問い合わせは
　学研グループ総合案内 0570-056-710（ナビダイヤル）
【文書の場合】
・〒 141-8418　東京都品川区西五反田 2-11-8
　学研お客様センター
　『Clinical Nursing Skills　ひとりだちできる　内視鏡看護
　知識，検査，治療，患者対応』係